■ 全国高等中医药院校课程速记系列

中医基础理论
随身速记歌诀

主编 田 甜

U0792099

中国健康传媒集团
中国医药科技出版社

图书在版编目（CIP）数据

中医基础理论随身速记歌诀 / 田甜主编 .—北京：中国医药科技出版社，2023.12
（全国高等中医药院校课程速记系列）
ISBN 978–7–5214–4450–6

Ⅰ.①中…　Ⅱ.①田…　Ⅲ.①中医医学基础 – 中医学院 – 教学参考资料　Ⅳ.① R22

中国国家版本馆 CIP 数据核字（2024）第 021741 号

美术编辑　陈君杞
版式设计　辰轩文化

出版　**中国健康传媒集团** | 中国医药科技出版社
地址　北京市海淀区文慧园北路甲 22 号
邮编　100082
电话　发行：010–62227427　邮购：010–62236938
网址　www.cmstp.com
规格　880 × 1230 mm 1/64
印张　4 3/8
字数　151 千字
版次　2023 年 12 月第 1 版
印次　2023 年 12 月第 1 次印刷
印刷　河北环京美印刷有限公司
经销　全国各地新华书店
书号　ISBN 978-7-5214-4450-6
定价　25.00 元

内容提要

本书以国家卫生健康委员会“十四五”规划教材《中医基础理论》为蓝本，将繁杂的知识点前后串联、精简浓缩，采用七字歌诀形式编著，概括了中医基础理论所学之精要。诀后又有具体要求的内容，对歌诀所述进行充分地解释说明，言简意赅，便于理解记忆。本书适合中医在校师生和广大中医爱好者阅读学习。

编委会

主　审　马淑然　王　彤

主　编　田　甜

副主编　赵丹丹　刘雷蕾　郝　宇

编　委（按姓氏笔画排序）

王冉然　王泓皓　王政硕　田　钰
加昕艺　刘晓燕　许筱颖　张文康
张曦元　林子函　柏凤歆　徐　雅
章道宁　雷飞扬　窦　烨　樊雅梦

前 言

《中医基础理论》是中医学专业的主干课程，也是引领中医学子步入中医殿堂的入门课程。虽然是入门课程，但这门课程内容十分丰富，涵盖了中医学诸多基本概念、基本理论及基本规律，且这些内容是中华民族在中医药领域几千年的历史积淀，时间跨度大、专业性强、与临床联系紧密，对于中医初学者来说，在短时间内掌握这么多的理论知识是有很大难度的。为了便于更高效地学习这门课程，我们着手编写了《中医基础理论随身速记歌诀》一书。

本书是以国家卫生健康委员会“十四五”规划教材《中医基础理论》为蓝本，以新版教学大纲规定的内容为重点进行编写，一方面是将繁杂的知识点前后串联、精简浓缩，兼顾韵律，编成朗朗上口的歌诀，注意做到详略得当，重点突出，画龙点睛，便于记忆；另一方面从教材中提取知识要点进行简要解读，必要时辅以图表，对歌诀部分的内容进行进一步阐释。除此之外，本书将编者多年来在教学、临床中的经验融入其中，可以增加学习的实用性。总之，本书力求在内容和形式上均能够切合高等中西医院校学生和中医爱好者等各层次人员学习中医基础理论的需求。

由于编者水平所限，偏颇之处在所难免，不当之处恳请读者斧正。

编　者

2023 年 11 月

目录

绪　论

第一节　中医学理论体系的形成和发展

一、中医学理论体系的形成

速记歌诀

岐黄之道贵在理，中医理论有体系。
黄河流域发祥地，阴阳五行从此起。
医学基础药与医，解剖实践样样齐。
自然科学多元化，儒道佛家文化基。
阴阳五行与精气，哲学基础三鼎立。
内难伤神经典四，体系确立之标志。

要点解读

1. 中医学理论体系的形成基础

（1）环境基础

黄河流域优越的自然条件为我们的祖先提供了适宜的居住环境，其独特的自然气候特点为阴阳五行学说的形成提供了基础。

（2）医学基础

古代解剖学知识、医药学知识以及不断积累的医疗实践经验。

①解剖基础

通过对人体的解剖和直接观察认识人体组织器官的主要功能及其对机体生命活动的意义。如“胃肠者，腑也。”正是依据其呈“管腔”的形态和“传化物而不藏，故实而不能满”的功能特点。

②实践基础

古人生活生产与医疗实践经验的积累和总结是中医学理论体系形成的实践基础。

③医药基础

殷代甲骨文，已有癥、疥、蛊、龋、耳鸣、不眠等病名记载；《山海经》中记载了38种疾病；《五十二病方》记载了52种病证、103个病名、247种药物；《周礼·天官》记载了食医、疾医、疡医、兽医的医事分工。

（3）学科基础

古代自然科学各个学科之间都是相互渗透、相互影响、相互促进的，中医学形成和发展的过程中，始终受到天文学、气象学、地理学、物候学、农学、生物学、矿物学、植物学、军事学、数学、酿酒技术、冶炼技术等多个自然学科的影响，如中国古代的冶炼技术为针灸和外科的发展提供了治疗针具和手术器具。

（4）文化基础

①道教文化

➢ 恬淡虚无，无为而治

既是道家的思想境界，也是中医学养生的基本原则。

➢ 天人合一，顺应自然

既是道家哲学的理论法则，也是中医学“春夏养阳、秋冬养阴”的理论渊源。

➢ 道家炼丹术

矿物药炼制成的丹药广泛应用于中医外科；修炼内丹术，促进了中医学养生理论的形成。

②儒家文化

➢ 以人为本

中医学上确立了人是整个医学主体的认识论。

➢ 天人合一

中医学受此影响，强调人与自然是一个整体。

➢ 中庸之道——致中和

中医学强调气血阴阳的平和，人体只有处于中和状态才不会生病，“阴平阳秘”所说的就是此点。

③佛教文化

➢ 瑜伽功法为许多中医养生家所推崇与习用。

➢ 唐代孙思邈集儒、释、道三位一体，创《大医精诚》中医学伦理道德观。

➢ 中国浴室与医院的出现与佛教的传入密切相关。

➢ 源于天竺眼论的针拨内障术丰富和发展了中医眼科的治疗技术。

（5）哲学基础

精气学说、阴阳学说和五行学说，是中国古代关于世界本原和发展变化的宇宙观和方法论，是中医学理论体系形成和发展的主要哲学基础。

2. 中医学理论体系的确立

战国至秦汉时期医学典籍《黄帝内经》《难经》《神

农本草经》《伤寒杂病论》的问世，标志着中医学理论体系的基本确立。中医学由零散的医学知识和医疗经验，上升为系统理论，已卓有成效地运用了药物、针灸等治病技术，形成了中医学理、法、方、药为一体的独特医学理论体系，为后世临床医学的迅猛发展奠定了良好的基础。

（1）《黄帝内经》

《黄帝内经》是中医基础理论体系**形成**的标志。

全书分《素问》《灵枢》两部分，各81篇。以整体观念为指导，阐释人体内外环境的统一，对人体生理病理、经络、藏象及疾病的诊断和防治等做了全面阐述。《黄帝内经》以人为本，以生命科学为中心，把自然科学与哲学理论有机地结合起来，融会多学科知识，构建了中医学的理论框架，奠定了中医学发展的基础。

（2）《难经》

又名《黄帝八十一难经》，相传作者为秦越人（扁鹊），是对《黄帝内经》中81个疑难问题的解答。该书采用问答的方式，阐述了人体的结构、生理、病因、病机、诊断、治则和治法等，尤其是在藏象、脉学和针灸等方面补充了《黄帝内经》之不足，与《黄帝内经》同为指导后世临床实践的重要理论性著作。

（3）《伤寒杂病论》

《伤寒杂病论》是**我国第一部临床学专著**，为张仲景所著，现分为《伤寒论》和《金匮要略》两部分。《伤寒论》以**六经**论伤寒，确立了六经辨证体系，共22篇397条，载方113首，现存112首。《金匮要略》以**脏腑**论杂病，共25篇，载疾病40多种，方262首。作者张仲景创立辨证论治、理法方药，为中医临床医学的发展奠定了基础，被后世尊称为“医圣”。

（4）《神农本草经》

托名神农所著，为我国**第一部药物学专著**，载药365种，系统地总结了汉代及汉以前药物学理论知识。该书根据养生、治疗和有毒无毒，将药品分为上、中、下三品，并根据功效分为寒、凉、温、热四性，以及酸、苦、甘、辛、咸五味，为后世中药学理论体系的形成和发展奠定了基础。

二、中医学理论体系的发展

速记歌诀

中医理论之发展，四段历史要区分，
魏晋隋唐始丰富，诸般经典传至今。

晋王叔和著脉经，针灸甲乙皇甫谧，
诸病源候巢元方，唐代药王著千金。
突破争鸣宋金元，流派纷呈建树勤，
北宋钱乙擅儿科，陈言病证究三因。
河间火热寒凉派，从正攻邪三法新，
东垣补土重脾胃，丹溪相火常滋阴。
明清时期集大成，景岳献可重命门，
二吴薛叶主温病，卫气营血三焦分。
灵机记性不在心，医林改错王清任，
近代中西汇通派，衷中参西张锡纯。

要点解读

1. 魏晋隋唐时期（丰富实践时期）

魏晋隋唐时期，是中医学理论体系充实、丰富、系统化的时期。这一时期，医学家们整理继承理论，总结临床经验，出现了众多名医名著，推动了中医学理论体系的发展。

（1）《脉经》

晋代王叔和编撰。我国**第一部脉学专著**。确立了“寸口脉诊法”，归纳了24种脉象。首次从理论到临床，全面阐述中医脉学，奠定了中医脉学理论的基础。

（2）《针灸甲乙经》

晋代皇甫谧编撰。我国**现存最早的针灸学专著**。在经络、腧穴和针灸治疗的方法和理论方面充实了《黄帝内经》，集魏晋以前的针灸、经络理论之大成。

（3）《诸病源候论》

隋代巢元方编撰。我国**第一部病因病机证候学（病理学）专著**。记载了1739种病候，较全面地论述了疾病的症状、病因病机、病源。

（4）《备急千金药方》《千金翼方》

唐代**孙思邈**编撰。详述了唐以前的医学理论、方剂、诊法、治法、食养等，代表了盛唐医学的发展水平。

2. 宋金元时期（争鸣突破时期）

宋金元时期，是中医学创新发展的鼎盛时期。这一时期，医学发展迅速，且流派纷呈，建树较多，对后世医学的发展影响很大。

（1）钱乙

北宋人，**儿科鼻祖**。著有《小儿药证直诀》，是中医儿科的奠基著作，开创了小儿脏腑辨证理论。

（2）陈言

陈言，字无择，号鹤西道人。著有《三因极一病证方论》。提出了“**三因学说**”，是对宋代以前病因理论的总结（图1）。

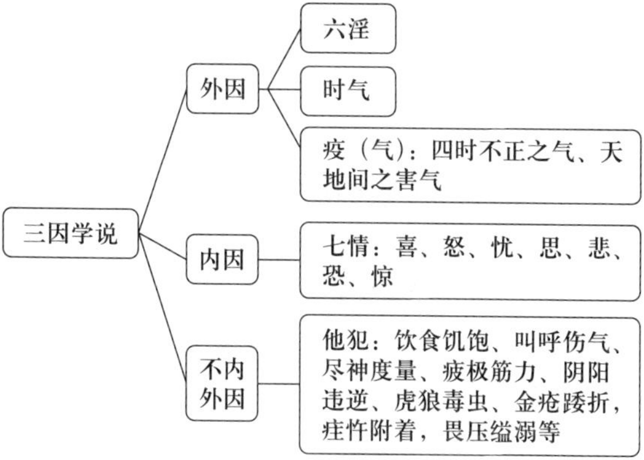

图1　三因学说

（3）金元四大家（表1）

表1　金元四大家

姓名	派别	学术观点	代表著作
刘完素（河间）	寒凉派	火热论 倡“六气皆从火化”； “五志过极皆为热甚”	《素问玄机原病式》
张从正	攻邪派	祛邪论 “病由邪生，邪去则正安”	《儒门事亲》

续表

姓名	派别	学术观点	代表著作
李杲（东垣）	补土派	“内伤脾胃，百病由生”	《脾胃论》
朱震亨（丹溪）	滋阴派	相火论 “阳常有余，阴常不足”	《格致余论》

3. 明清时期（集大成时期）

明清时期，是中医学理论的综合整理和深化发展阶段，医家们既对医学理论和经验进行综合整理，编撰了大量的医学全书、丛书和类书，又有许多新的发明和创见，深化发展了中医理论。

（1）命门学说

①张介宾

张介宾，号**景岳**，针对朱丹溪之“阳有余阴不足论”，提出“阳非有余，阴常不足”的见解，主张命门之病重在补养肾阳与肾阴。

②赵献可

他认为：命门为人身之主，强调“命门之火”在养生、防病中的重要性。

（2）温病学说（表2）

表2 温病学说代表人物

代表人物	学术观点	著作
吴有性（字又可）	创“**戾气**”说	《温疫论》
叶桂（字天士）	创**卫气营血辨证**理论	《温热论》
薛雪（字生白）	湿热之病，不独与伤寒不同，而与温病大异	《湿热条辨》
吴瑭（字鞠通）	创**三焦辨证**理论	《温病条辨》
王孟英	外感传染性热病的发病规律，突破“温病不越伤寒”，创立辨证论治法则，形成完整的理论体系	《温热经纬》

（3）瘀血理论

王清任，著《**医林改错**》，改正古医籍人体解剖方面的错误，肯定“灵机记性不在心在脑”并发展“瘀血”理论，创立“活血化瘀”辨治系列方剂，在中医学气血理论方面颇有建树。

4. 近代（中西医汇通时期）

以《中国医学大成》《医学衷中参西录》为代表。

第二节　中医学的基本特点

一、整体观念

速记歌诀

中医体系一特点，天人相应整体观。
人体自身系整体，生理病理诊治含，
人体中心为五脏，形体官窍经络连，
心为主宰君主官，气血津液全身灌。
自然社会两环境，人体生命密相关，
自然环境分时空，四季昼夜与晨昏，
地区方域各不同，因时因地因周全，
社会环境更复杂，脱营失精皆可见。
整体观念要牢记，中医之道方能诠。

要点解读

整体观念是关于人体自身的完整性以及人与自然、社会环境的统一性认识。

1. 人体是一个有机整体

（1）结构上整体联系

以五脏为中心的五大系统（如肝、胆、筋、目等构成“肝系统”，心、小肠、脉、舌等构成“心系统”，脾、胃、肉、口等构成“脾系统”，肺、大肠、皮、鼻等构成“肺系统”，肾、膀胱、骨、耳和二阴等构成“肾系统”）将五脏六腑、五体五官九窍和四肢百骸通过经络、气血津液联成统一整体。

（2）生理上相互联系

①各脏腑各司其职。

②以心为统帅，五脏系统之间协调为用。

（3）病理上相互影响

①脏腑病变通过经络反映在体表形体官窍。

②体表形体官窍受邪会通过经络内传于脏腑。

如外感风寒，皮毛受邪，会出现发热、恶寒等症状，同时风寒之邪循经内传于肺，还会出现鼻塞、咳嗽、胸痛等症状。

③脏与脏、腑与腑、脏与腑之间也会通过经络之间相互影响、相互传变。

如肝气犯胃会出现胁肋胀痛、胃痛、恶心等症状。

（4）诊断上整体分析

中医诊断认为局部病变是由于整体上的功能失调引起的，所以诊断时要整体分析，始终把人看为一个有机的整体，观察与分析时要注意形体官窍与脏腑经络之间的联系。如目赤——肝火；舌尖红赤——心火；耳聋——肾虚；鼻塞——肺病。

（5）治疗上整体调节

因为人体是一个有机的整体，结构上整体联系、功能上彼此为用，所以治疗上要注意整体调节，即上病治下、下病治上、左病治右、脏病治腑等。如心开窍于舌，心与小肠相表里，所以可用清心热、泻小肠火的方法治疗口舌生疮。

2. 人与自然环境的统一性

（1）生理上的适应调节

①四季气候变化

四季气候变化有时，春温、夏热、秋凉、冬寒，对应着自然界春生、夏长、秋收、冬藏的适应性变化，在这种情况下，人体的生理也随季节气候的规律性变化而产生相应的适应性调节。

汗尿排泄：冬季多尿少汗，夏季多汗少尿。

气血运行：春夏趋于体表，秋冬趋于体内。

脉象：春弦、夏洪、秋毛、冬石。

②昼夜晨昏

阳气白天趋于体表，夜间趋于内里。

③地区方域

所谓“一方水土养一方人”，地理环境的差异和生活习惯的不同影响着人体的生理活动和脏腑功能，形成不同地域人群的不同体质特点。

江南多湿热：人体皮肤腠理多稀疏，体型清瘦。

北方多燥寒：人体皮肤腠理多致密，体型壮实。

（2）病理上的内外影响

①四季气候的异常变化

四季多发病、时令病随季节变化而变化。如“春善病鼽衄，仲夏善病胸胁，长夏善病洞泄寒中，秋善病风疟，冬善病痹厥。”

②昼夜晨昏

疾病随人体阳气的盛衰变化而产生相应的变化，而人体阳气又随昼夜晨昏变化而变化，故出现“旦慧、昼安、夕加、夜甚”的现象。

③地区方域

地理环境的不同也会产生不一样的疾病。如长期生活在海边的人，地处潮湿，容易感受湿邪。

（3）诊治上的内外考虑

三因制宜。即因时制宜、因地制宜、因人制宜，是在临床治病时根据时令、地理、患者本人等具体情况，制定适宜方药的治疗原则。

3. 人与社会环境的统一性

（1）人的生命活动受到社会环境的影响。

（2）社会环境的改变影响人体的生命活动及病理变化。

二、辨证论治

速记歌诀

中医理论特点清，辨证论治诊疗精。
病理概括为证候，症即症状与体征，
疾病强调全过程，三者本质相径庭。
辨证四诊需先行，分析病理本质明。
病因病位与病性，邪正关系样样清。

要点解读

1. 辨证论治的概念

（1）辨证

就是将四诊（望、闻、问、切）所收集的资料、症状和体征，通过综合分析，辨清疾病的原因、性质、部位和邪正关系，从而概括、判断为某种性质的证候。

➢ **证，即证候，是机体在疾病发展过程中某一阶段的病理概括**，包括病因、病位、病性、邪正关系等，反映了机体在当时阶段的抗病能力和整体反应状态。因此，证是疾病发展过程中某一阶段的病理变化的本质。

（2）论治

又叫施治，则是根据辨证分析的结果，来确定相应的治疗原则和治疗方法。

➢ 论治三部曲：因证立法、随法取方、据方施治。

2. 病、症、证的区别

病：是完整的异常的生命过程。

症：是疾病的临床表现，包括症状（病人的主观感觉）与体征（医生检查获得的客观表现）。

证：是对人体疾病发展过程中某一阶段的病理概括，包括了病因、病位、病性、病势等，是疾病发展过程中某一阶段的病理变化的本质。

3. 辨证论治的应用

（1）同病异治——**证异**治亦异。

一种疾病常可表现出多种不同的证，治法因此不同。如感冒。

①风寒证——辛温解表——麻黄汤

②风热证——辛凉解表——银翘散

（2）异病同治——**证同**治亦同。

不同的病在其发展过程的某些阶段，可以出现相同的证候，治法因此相同（如久泄、脱肛、子宫下垂等，都是中气下陷证，可以用补中益气汤治疗）。

第三节　中医学的思维方法

速记歌诀

中医思维五般奇，理论临证有法依。
取象比类象思维，司外揣内知表里，
揆度奇恒常达变，试探反证求实质，
内景反观系内视，常靠气功助感知。

要点解读

1. 司外揣内

又称“从外知内”或“以表知里”，是指通过观察、分析人体外部表现，以测知其体内的生理、病理变化的思维方法。

临床上，通过四诊手机症状与体征均属“司外”；通过收集、整理临床表现进行辩证思维，以审察病机，辨识证候，就是“揣内”。如通过观察人体爪甲的枯荣来推知肝血的盛衰。

2. 取象比类

又称“援物比类”，是根据被研究对象与已知对象在某些方面的相似或类同，认为两者在其他方面也可能相似或类同，并由此推测被研究对象某些性状特点的认知方法。如中医学中将人体的脏腑组织功能特性按照五行的各自特性相配属，如将心、小肠、脉、舌、面等归属于火等。

3. 揆度奇恒

又称“以常衡变”“以常达变”，就是用比较的方法对事物进行鉴别，从一般与特殊的比较中，从异常与正常的比较中，找出不同或相同之处，从而发现其规律。

4. 试探与反证

试探是指对复杂的研究对象先提出设想，并采用一些尝试性的措施，然后根据实践结果，再做出适当调整，完善或修订原有设想，以决定下一步措施的一种逐步深入探求实质的思维方法。

反证是指从结果来追溯原因并加以证实的一种逆向思维方法。

如“审证求因”就是典型的反证法，如患者表现为恶寒、无汗、头身痛、鼻塞、流清涕、舌淡红、苔薄白等症状或体征，结合其发病时令、衣着和居住环境，即可反推出系“寒邪”为病，并可以根据运用驱寒疗法的效果，来反证或修正原先的推论。

5. 内景反观

又称“内视法”“内照法”，是中国在认识事物规律中一种特殊的思维方法，是指机体在某种特殊状态下（通常是气功功能态），人的自我感知能力可在一定的程度内体察或感知机体自身的内在景观（通常指内部的功能状态），甚至能做出某些适度调控的一种特殊方法。

第一章　中医学的哲学基础

第一节　精气学说

一、精气学说的概念及主要内容

速记歌诀

精气学说探本原，究其变化及内涵。
运动不息时刻变，升降出入与聚散。

要点解读

1. 精与气的基本概念

（1）精的基本概念

精为广义的精气，在中国古代哲学中，是一种充塞宇宙之中不断运动且又无形可见的精微物质。与气同义，亦指宇宙万物所生成的原始物质。

精的概念的产生源于“水地说”，古代哲学精概念的形成是古人“近取诸身，远取诸物”的观察结果，将观察和体悟到的各种生命现象和自然现象进行推理、纯化、抽象，便形成了精的哲学概念：精是存在于宇宙中的流动的细微物质，是构成宇宙万物的共同本原。

（2）气的基本概念

气为狭义的精气，在古代哲学中，指存在于宇宙之中的不断运动且无形可见的极细微物质，是宇宙万物的共同构成本原。

气的概念源于“云气说”。云气是气的本始意义。古人对自然界的云气、风气及人体的呼吸之气、热气等的进一步抽象，产生了气的一般概念。

2. 精气学说的主要内容

（1）精气是构成宇宙万物的本原

精气学说认为，世界上的一切事物都是由精气所构成的，宇宙万物的生成皆为精气自身运动的结果，精气乃是构成天地万物包括人类的共同原始物质。

精气有“无形”与“有形”两种不同的存在形式。

①所谓“无形”，即精气处于弥散而运动的状态，

是精气的基本存在形式。由于用肉眼看不见，故称其“无形”。

②所谓“有形”，即精气处于凝聚而稳定的状态，一般都可以肉眼看清其具体性状。有形之物为气凝聚而成。

（2）精气运动不息、变化不止

精气是天地万物的本原，也是宇宙万物的生成、发展、变化的内在根据。

气的运动称为“气机”。

①精气的运动具有普遍性。

②精气的运动取决于其本身阴阳两个方面的相互作用。

精气运动变化的主要体现为气化。

气化，是指气的运动产生宇宙各种变化的过程。凡在气的作用下或参与下，宇宙万物在形态、性能及表现方式上所出现的各种变化，皆是气化的结果。气化的形式主要有以下几种。

①气与形之间的转化。

②形与形之间的转化。

③气与气之间的转化。

④有形之体自身的不断更新变化。

（3）精气是天地万物相互联系的媒介

精气是天地万物生成的本原，天地万物之间又充斥着无形之气，且这无形之气还能渗入有形实体，与已构成有形实体的气进行各种形式的交换活动，因而精气可成为天地万物相互联系、相互作用的中介性物质。

精气的中介作用一般体现于以下两个方面。

①维系着天地万物之间的相互联系。

②使万物得以相互感应。

二、精气学说在中医学中的具体运用

速记歌诀

精气学说先秦始，古代哲学渗透多。
构建中医精理论，奠基中医气学说。

要点解读

1. 构建中医学精理论

中医学的精理论，来源于古人对人类生殖繁衍过程的观察与体验，是由对生殖之精的认识发展而来。古代哲学的精学说对中医学的精理论的产生起到了重要的方法学作用。

（1）人体的各脏腑形体官窍，是由精化生的“同源异构体”，它们之间存在着密切的联系。

（2）推动和调控人体生命活动的气与神，也由精化生，精是气和神的化生本原。

2. 奠基中医学气学说

中医学的气概念，源于古人运用“近取诸身，远取诸物”（《周易·系辞下》）的观察思维方法，对人体各种显而易见但至关重要的生命现象如呼吸之气、体内散发的“热气”、体内上下流动之气的观察、体悟、抽象和纯化，但也与哲学气学说的渗透与影响密切相关。

3. 构建中医学整体观念

精气学说认为，精气是宇宙万物的本原，人类为自然万物之一，与自然万物有着共同的化生之源；运行于宇宙中的精气，充塞于各个有形之物之间，具有传递信息的中介作用，使万物之间产生感应。这些哲学思想渗透到中医学中，促使中医学形成了同源性思维和相互联系的观点，构建了人体自身完整性及人与自然社会环境统一性的整体观念。

（1）人体本身

①构成组织器官。

②弥散于组织器官之间，周流不息，无所不至。

（2）人与自然

①精气物质的同一性。

②物质与信息的交换。

第二节　阴阳学说

一、阴阳学说的概念及主要内容

速记歌诀

阴阳学说乃大道，天地万物自然观，
阴阳双方相关联，对立属性概括全。
发生发展与变化，解释万物规律源，
规定相关与相对，普遍存在万事间。
对立制约统一体，相互制约性相反，
互根互用利万物，相互依存促发展。
消长平衡乃常态，彼此消长是量变，
相互转化有条件，物极必反重极端。

要点解读

1. 阴阳的概念

阴阳是对自然界相互关联的某些事物或现象对立双方的属性概括。既可概括宇宙中相互对立且相互关联的两个事物或现象，又可代表同一事物内部相互对立又相互关联的两个方面。

2. 阴阳学说的基本概念

阴阳学说是运用阴阳之间的对立统一运动，说明事物发生、发展和变化规律的学说。

阴阳学说的内容包括以下几点。

（1）自然界中的一切事物都存在着相互对立的阴阳两个方面。

（2）这两个方面的运动变化乃是一切事物发生、发展和变化的根本原因。

（3）阴阳的对立统一乃是物质世界运动变化的总纲。

中医学正是运用这种规律来说明人体的生理活动、病理变化，并用以指导临床的诊断和治疗。

3. 阴阳的特性

（1）规定性

指阴阳两个方面是具有特定属性的，用阴阳属性划分事物或现象时，必须依据这个规定的属性进行，不能随意颠倒（表 1–1）。

表 1–1　阴阳属性规定性归纳表

属性	方位（空间）					时间	季节	温度	湿度	亮度	运动状态			功能状态		
阳	上	外	左	南	天	昼	春夏	温暖	干燥	明亮	升	动	快	兴奋	亢进	气化
阴	下	内	右	北	地	夜	秋冬	寒冷	湿润	晦暗	降	静	慢	抑制	衰退	成形

（2）相关性

是指用于划分阴阳的相互对立的事物和现象必须处在**同一范畴、同一层次、同一统一体**中，即具有相关性才可以划分阴阳。

如：天与地都属于方位范畴，天在上地在下，具有相关性可以划分阴阳；气与血都属于人体物质层次，气无形而主动，血有形而主静，具有相关性，可以划分阴阳；而天与血不在统一范畴、不在同一个统一体内，不具有相关性，无法划分阴阳。

（3）相对性

是指事物和现象阴阳属性的划分不是绝对的、一成不变的，而是**相对的、可变的**。

①相互转化

即事物的阴阳属性在**一定条件下可以相互转化**。

如：寒极生热，热极生寒，重阳必阴，重阴必阳。

②无限可分性

即阴中有阳，阳中有阴，阴阳之中可以再分阴阳。

➢ 昼为阳

上午——阳中之阳

下午——阳中之阴

➢ 夜为阴

上半夜——阴中之阴

下半夜——阴中之阳

（4）普遍性

是指阴阳不特指某一具体事物，而是代表自然界中普遍存在的既相互对立而又互相关联的众多事物。

如《素问·阴阳应象大论篇》云："阴阳者，天地之道也，万物之纲纪，变化之父母，生杀之本始，神明之府也，治病必求于本。"

4. 阴阳学说的主要内容

（1）对立制约

①概念：阴阳对立制约，是指属性相反的阴阳双方在一个统一体中相互抑制、相互约束。

➢ 对立：属性相反，如寒与热、明与暗、水与火等。

➢ 制约：阴阳之间相互抑制、相互削弱。

②意义：维持阴阳之间的协调与平衡——阴平阳秘。

制约太过——阳盛则阴病，阴盛则阳病。

制约不及——阴虚则热，阳虚则寒。

临床治疗上——寒者热之，热者寒之；滋阴以抑阳，温阳以抑阴。

（2）互根互用

①概念

互根：阴阳之间相互依存，阴根于阳，阳根于阴。

如上为阳，下为阴。无上，则无所谓下；而无下，也无所谓上。

互用：阴阳之间相互促进、相互为用。

如气为阳，血为阴。气推动血的运行，血为气的物质基础。

②意义：维持事物动态平衡。

如：构成人体的精气，精有形而属阴，气无形而属阳，通过“精能化气，气能生精”的互根互用关系维持着人体阳气与阴精的协调平衡。

如果阴阳之间互根互用关系失常，则会导致“孤阴不生”“独阳不长”，甚则“阴阳离决，精气乃绝”（《素问·生气通天论篇》）而死亡。

（3）消长平衡

①概念

指阴阳是在彼此消长过程中维持的一种相对的动态的平衡。消即减少、消耗。长，即增多、增长。

②形式

对立制约引起的：此长彼消，此消彼长。

互根互用引起的：此长彼长，此消彼消。

①此长彼消，此消彼长

➢ 四季气温变化

由春至夏，气候由温渐热，"阳长阴消"；由秋至冬，气候由凉变寒，"阴长阳消"。但就一年来说，总体处于阴阳平衡状态。

➢ 人体生理功能

阴阳消长与自然界相对应，日间"阳长阴消"，功能偏于兴奋状态；夜间"阴长阳消"，功能偏于抑制状态。但就一天的整体而言，人体的兴奋与抑制保持着相对的动态平衡。

②此长彼长，此消彼消

➢ 自然界四季气候变化

春夏：阳气生长而渐旺，阴气也随之增长，天气虽热但雨水增多。

秋冬：阳气衰而渐少，阴气随之潜藏，天气虽寒但降水较少。

如此维持着自然界的气候相对稳定。

➢ 人体生理活动

阳气生长而渐旺，阴精也随之增长。

生理上：一方旺盛，另一方亦随之增长。

病理上：一方不足，对方亦随之而虚弱。

如："气虚致血虚，血虚致气虚"采取"补气以生血，补血以养气"的治法；"阴损及阳，阳损及阴"采取"阳中求阴，阴中求阳"的治法。

（4）相互转化

①概念

事物或现象的阴阳属性，在一定条件下可以向其相反的方面转化。

例如：寒极生热，热极生寒，重阳必阴，重阴必阳。

②内在根据：阴阳互藏、互根互用。

③外在条件：阴阳发展到极点（重、极、甚）。

二、阴阳学说在中医学中的具体运用

速记歌诀

病理

阴阳盛衰别寒热，盛衰实虚各两端，
阳胜则热为实热，阴胜则寒乃实寒，
阴虚则热为虚热，阳虚则寒乃虚寒，
阴阳互损两方虚，阴阳转化有条件。

诊断

察色按脉辨阴阳，四诊资料辨证全，
阴寒白黑低微润，阳热黄赤高亢干，
沉涩细小脉为阴，浮洪滑大皆为阳，
表热实证皆为阳，阴证则为里虚寒。

防治

指导养生与防病，调整阴阳顺自然，
阴阳偏盛损有余，寒者热之热者寒，
阴阳偏衰补不足，壮水之主制阳光，

益火之源消阴翳，阴虚阳虚俱得全。

归纳药物性能
气味升降与浮沉，寒凉属阴温热阳，
辛甘淡与酸苦咸，升浮为阳阴沉降。

要点解读

1. 说明人体的组织结构

（1）形体部位分阴阳

上部为阳，下部为阴。

左部为阳，右部为阴。

体表为阳，体内为阴。

背部为阳，腹部为阴。

四肢外侧为阳，内侧为阴。

（2）脏腑组织分阴阳

①脏腑

五脏为阴（属里，藏精气而不泄）。

六腑为阳（属表，传化物而不藏）。

②五脏之中

心为阳中之阳。

肺为阳中之阴。

肝为阴中之阳。

脾为阴中之至阴。

肾为阴中之阴。

（3）经络系统分阴阳

手足三阴经为阴。

手足三阳经为阳。

2. 概括人体的生理功能

（1）说明生命活动的物质基础

①精气血津液

气无形，温煦、推动、主动、主外——阳

精血津液有形，滋养濡润、主静、主内——阴

②气

卫气剽疾滑利，护卫肌表——卫阳

营气化生津液，濡养脏腑组织——营阴

（2）概括生命活动的基本形式

升、出——阳

降、入——阴

（3）说明脏腑生理功能及其相互关系

①说明脏腑的生理功能

五脏“藏精气而不泄”，主静——阴

六腑“传化物而不藏”，主动——阳

心肾之阴——濡润、滋养心肾

心肾之阳——温煦、推动心肾

②说明脏腑间的相互关系

如：心肾阴阳之间——“心肾相交”“水火互济”

心阳下温肾阳，则肾水不寒；肾阴上济心阴，则心火不亢。

（4）说明机体的防御功能

行于外，保护机体内部组织器官的卫外功能——阳气；藏于内，为阳气不断地提供能量补充的物质基础——阴精。

卫阳、营阴相互协调配合，共同完成护卫肌表、抗御外邪的作用。

（5）说明人体的健康状态

阴阳平衡，所谓阴平阳秘则机体健康；若阴阳失调，机体则会产生疾病，甚至死亡。

3. 阐释人体的病理变化

（1）分析病因的阴阳属性

邪气分阴阳。

内外之分：外感六淫邪气属阳，饮食居处、七情内伤邪气属阴。

外感六淫：风邪、暑邪、火邪属阳，寒邪、湿邪属阴。

（2）说明疾病变化的机制

①阴阳偏胜

是指人体阴阳双方中某一方的病理性亢盛状态，属“邪气盛则实”的实证。

➢ 阴偏胜

即阴胜。是指机体在疾病过程中所出现的一种阴气偏胜，功能障碍或减退，产热不足，以及病理性代谢产物积聚的病理状态。

机制如下。

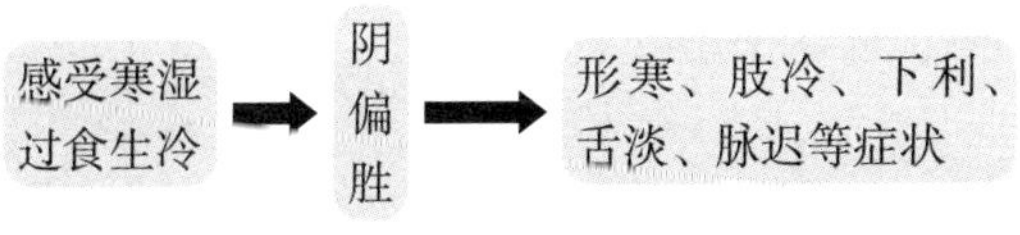

临床特点：寒、静、湿。

病机趋向：阴胜则阳病。

➢ 阳偏胜

即阳胜。是指机体在疾病过程中所出现的一种阳偏胜或功能亢奋，代谢活动亢进，机体反应性增强，阳热过剩的病理状态。

机制如下。

感受阳邪
五志化火
邪郁化火 ➡ 阳偏胜 ➡ 壮热、面红、目赤、
口干、苔黄、脉数等
阴邪从阳化热症状

临床特点：热、动、燥。

病机趋向：阳胜则阴病。

②阴阳偏衰

是指人体阴阳双方中的一方虚衰不足的病理状态，属“精气夺则虚”的虚证。

➢ 阴偏衰

即阴虚。是指人体阴气不足，因而出现燥、热、动和化气太过等阳气偏亢的病理状态。

机制如下。

阳邪伤阴
五志过极化
久病伤阴火 → 阴偏衰 → 干燥：口燥咽干、大便干燥
虚热：低热、五心烦热、潮热、盗汗、颧红、舌红少苔、脉细数

临床特点：以肝肾阴虚为主，尤以肾阴虚最为重要。

鉴别：阴虚则热——虚而有热，以虚为主

　　　阳胜则热——以热为主，虚象不明显

➢ 阳偏衰

即阳虚。是指机体阳气虚损，功能减退或衰弱，代谢活动减退，机体反应性低下，阳热不足的病理状态。

机制如下。

先天禀赋不足
后天饮食失养
劳倦内伤
久病耗伤 → 阳偏衰 → 寒象：畏寒喜暖、形寒肢冷、面色㿠白、舌淡脉迟等
虚象：倦卧神疲、小便清长、下利清谷等

临床特点：以脾肾阳虚为主，尤以肾阳虚最为重要。

鉴别：阳虚则寒——虚而有寒，以虚为主

阴胜则寒——以寒为主，虚象不明显

③阴阳互损

指在阴或阳任何一方虚损的前提下，病变发展影响及相对的一方，形成阴阳两虚的病机。

➢ 阴损及阳：是指由于阴精或阴气亏损，累及阳气生化不足或无所依附而耗散，从而在阴虚的基础上又导致阳虚，形成了以阴虚为主的阴阳两虚的病理状态。

➢ 阳损及阴：是指由于阳气虚损，无阳则阴无以生，在阳虚的基础上又导致阴虚，形成了以阳虚为主的阴阳两虚的病理状态。

机制如下。

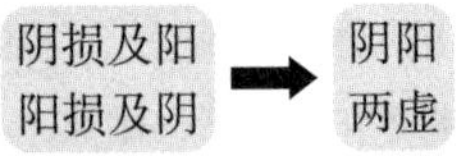

④阴阳转化

当邪正斗争力量消长出现阳气损伤或阳气偏盛到"极点"时，就会出现"阳证转化为阴证"或"阴证转化为阳证"。

内部原因：邪正斗争的进退变化。

外部条件：治疗的正确与否。

4. 用于疾病的诊断

（1）分析四诊资料的阴阳属性（表 1–2）

表 1–2　四诊资料的阴阳

诊法	阳	阴
望	色泽鲜明：黄、赤色	面色晦暗：青、白、黑色
闻	呼吸有力，声高气粗 语声高亢洪亮	呼吸微弱，而声低气怯，语声低微无力
问	身热、口干而渴、躁动不安	身寒、口润不渴、蜷卧静默
切	以部位分，寸为阳， 以频率分，数为阳， 以形态分，浮洪滑大为阳	尺为阴， 迟为阴， 沉细涩小为阴

（2）辨别病证的阴阳属性

作为八纲辨证的纲领（表 1–3）

表 1–3　八纲辨证的阴阳

八纲	阳	阴
表里证	表证	里证
虚实证	实证	虚证
寒热证	热证	寒证

5. 用于指导疾病的防治

（1）指导养生防病

①阐释养生防病理论——“调和阴阳理论”。

②指导养生的原则方法

➢ 基本原则：顺应自然
形神兼养
保精护肾
调养脾胃

➢ 主要方法：春夏养阳，秋冬养阴。
四气调神，饮食有节。
起居有常等。

（2）指导疾病的治疗

①确定治疗原则

➢ 阴阳偏胜的治疗原则：**“损其有余”**，又称“实则泄之”。

阴偏盛——寒者热之

阳偏胜——热者寒之

➢ 阴阳偏衰的治疗原则：**“补其不足”**，又称“虚则补之”。

阴偏衰——滋阴壮水——阳病治阴（壮水之主，以制阳光）

阳偏衰——扶阳益火——阴病治阳（益火之源，以消阴翳）

互根互用原理：阴中求阳，阳中求阴。

②归纳药物的性能

➢ 药之四性（四气）

寒、凉——属阴，如黄连、石膏、知母

温、热——属阳，如干姜、附子、肉桂

➢ 药之五味（六味）

辛、甘、淡——为阳，如菊花、薄荷

酸、苦、咸——为阴，如地龙、乌梅

➢ 药之升降浮沉

升、浮——为阳，如麻黄、桔梗

沉、降——为阴，如代赭石、龙骨

第三节　五行学说

一、五行学说的概念及主要内容

速记歌诀

五行学说源流长，属性规律细参详。
味色化气方季并，脏腑志窍体声强。

天生五行有特性，木曰曲直条达畅。
火曰炎上热明亮，土爰稼穑生化彰。
金曰从革肃沉降，水曰润下寒闭藏。
阴阳分属亦当记，金水土阴木火阳。
行间关系共有五，生克制化乘侮当。
相生木火土金水，相克不胜要隔行。
动态平衡乃制化，乘侮相及是失常。
相乘过克侮反克，母子相及生不良。

要点解读

1. 五行的概念

五行：是对自然界**五时气候和物候运行规律和特点的概括**，分别用**木**、**火**、**土**、**金**、**水**来代表。

实际上，五行是对自然界五时气候和物候的运转规律以及风、热、湿、燥、寒五种气候之间相互制约和制胜规律的概括。五行的概念形成后用来解释自然界相互关联的事物之间的相互关系及其运动变化特点，是古人从关联角度认识自然的又一思维模式。

2. 五行学说的概念

是用木、火、土、金、水的功能属性来归类事物或现象的属性，并以五者之间**相互滋生、相互制约**的规律来**论述和推演**事物或现象之间的**相互关系及其复杂的运动变化规律**的学说。

（1）五行学说是自然观，总结四季五时气候运转规律以及相应物候的变化规律，是由相互关联的事物或现象抽象而成的。

（2）五行学说是方法论，可用来解释自然界相关事物或现象之间运动变化的规律。

（3）五行学说的观点如下。

①五行学说为宇宙的普遍规律。

②宇宙自然界都是由五时气候和物候变化相互作用的结果。

③宇宙万物都具有五时气候和物候变化所赋予的五种功能属性。

④各种事物或现象的发展变化，都是这五种功能属性相生、相克所决定的。

3. 五行的特性

（1）木曰曲直

①概念

“曲”，意即弯曲、曲折隐秘之处；“直”，意即伸直、畅达。“曲直”，是指随着春天的温暖万物由弯曲而伸直、由弯曲隐秘之处而伸达于外的生发过程。

“木曰曲直”是说“木”在这里是曲直的代名词，代表春天的温暖和万物随之而生的特点。

②原理

“木”性温，其气上扬，为植物类的代表，而植物都是在春天生发而成长，故“木”字最能反映春天的温暖和万物之于此时的生的状态特点。

（2）火曰炎上

①概念

“炎”，为火光向上和盛大之貌；“上”，意为升、盛、大。“炎上”，是指随着夏天的炎热，万物盛大、繁茂、盛长的过程。

“火曰炎上”是说“火”在这里是“炎上”的代名词，代表夏天的炎热和万物随之而盛长的特点。

②原理

“火”性热而明亮，其势炎上，故“火”字最能反映夏天光照的充足、气候的炎热和万物之于此时的繁茂盛长的状态特点。

（3）土爰稼穑

①概念

“稼”，播种、种植为稼；“穑”，谷可收曰穑。“稼穑”，指植物随着长夏雨水集中的湿润之时由禾而秀实成熟的过程。

“土爰稼穑”是说“土”在这里是“稼穑”的代名词，代表长夏的湿润和植物多于此时秀实变化的特点。

②原理

“土”性敦厚而湿润，为变化之母，万物入土即产生变化，故“土”字最能反映长夏季节雨量集中的湿润和万物之于此时的秀实变化的状态特点。

（4）金曰从革

①概念

“从”者，顺也、随也；“革”者，改也、变也。从革，即自然而然地变革。

“金曰从革”是说“金”在这里是“从革”的代名词，代表秋季天气由炎热向上而转变为凉燥向下，万物也随之收敛沉降的特点。

②原理

“金”之质地致密而重，其性凉燥而下沉，故“金”字最能反映秋季气候的凉燥、自然之气的沉降和万物之于此时收敛的状态特点。

（5）水曰润下

①概念

“润”者，渗入于他物之内也；“下”者，降也、入地也。“润下”，即滋润、向下和闭藏。

“水曰润下”是说“水”在这里是“润下”的代名词，代表冬天的寒冷和万物于此时闭藏的特点。

②原理

“水”性寒且具有自然而然渗于地下或浸润到其他物体之中的特性，故“水”字最能反映冬季的寒冷和万物之于此时的闭藏的状态特点。

➤《尚书·洪范》定义的五行属性及引申义见表1–4。

表1–4　五行的引申义

五行	《尚书·洪范》	引申意义
木	木曰曲直	生长、升发、条达舒畅
火	火曰炎上	温暖、炎热、升腾
土	土爰稼穑	生化、承载、受纳

续表

五行	《尚书·洪范》	引申意义
金	金曰从革	沉降、肃杀、收敛
水	水曰润下	寒凉、滋润、向下、闭藏

4. 事物或现象的五行归类

（1）取象比类法

①以方位配属五行

东方气候偏温——木

南方气候炎热——火

西方气候凉燥——金

北方气候寒冷——水

中原气候湿润——土

②以颜色配属五行

春温**青**——木

夏热**红**——火

长夏禾茎秀实由绿渐**黄**——土

秋凉燥色**白**——金

冬暗**黑**——水

③以五脏配属五行——根据五脏与五时关系归类（表 1–5）

表 1–5 五脏配五行

五脏	特性	比类	五行
肝	喜条达、气主升发	与春季木气生发类似	木
心	阳主温煦	与夏季火气炎热类似	火
脾	运化水谷	与长夏土湿之气类似	土
肺	主肃降	与秋季金气敛降类似	金
肾	主水，主藏精气	与冬季水寒之气潜藏类似	水

（2）推演络绎法

根据已知某事物和五行的相关性，间接推论另一些事物也与五行具有相关性。如自然界的五行属性归纳（表 1–6）。

表 1–6 自然界的五行属性归纳表

五行	自然界					
	五味	五色	五化	五气	五方	五季
木	酸	青	生	风	东	春
火	苦	赤	长	暑	南	夏
土	甘	黄	化	湿	中	长夏
金	辛	白	收	燥	西	秋
水	咸	黑	藏	寒	北	冬

5. 五行学说的主要内容

（1）五行的生克制化

①五行相生

➢ 概念：五行之间有序的递相资生、促进和助长作用。

➢ 顺序：木 → 火 → 土 → 金 → 水（水 → 木）

➢ 关系：母子关系

“我生”者为“子”

“生我”者为“母”

➢ 意义：说明事物之间正常的资生关系。

②五行相克

➢ 概念：五行之间有序的递相克制和制约的作用。

➢ 顺序：木 → 土 → 水 → 火 → 金（金 → 木）

➢ 关系：“所不胜”和“所胜”

克我者为我“所不胜”

我克者为我“所胜”

➢ 意义：说明事物之间正常的制约关系。

③五行制化

是指五行之间既相互促进和资助、又相互抑制和制约，从而维持协调平衡的正常状态。

（2）五行的乘侮与母子相及

①五行相乘

➢ 概念：指某“一行”对被克“一行”克制太过，引起异常相克反应。

➢ 顺序：同相克。木 → 土 → 水 → 火 → 金（金 → 木）

➢ 形成

不及相乘：一行不及——所不胜乘之——“土虚木乘”

太过相乘：一行过亢——乘其所胜——“木旺乘土”

➢ 意义

用于解释人体的病理变化和表示事物之间异常制约现象。

②五行相侮

➢ 概念：是指反向的相克太过，又称“反侮”。

➢ 顺序：相克的反向。木 → 金 → 火 → 水 → 土（土 → 木）

➢ 形成

不及相侮：一行不及——所胜反侮——金虚木侮

太过相侮：一行过亢——侮其所不胜——木旺侮金

➢ 意义

用于解释人体的病理变化和表示事物之间异常制约现象。

③相乘和相侮的关系

➢ 乘侮的异同

同——都是不正常的相克现象；形成原因都是一行太过或一行不及。

异——相乘：相克太过，与相克次序同；相侮：反向克制，与相克次序反。

➢ 乘侮关系：乘侮可同时发生。

③母病及子

指五行中母的一行异常，影响到子行，导致母子两行皆异常。母病及子的次序与相生次序相同。例如：水生木，水为母，木为子，水不足则不能生木，导致母子皆虚，水竭木枯。

④子病及母

指五行中子的一行异常，影响到其母行，导致母子两行皆异常。子病及母的次序与相生次序相反。例如：木生火，木为母，火为子，火旺引起木亢，导致木火俱亢。

二、五行学说在中医学中的具体运用

速记歌诀

五行学说应用全，自然人体两方含，
五行生克与制化，五脏特点关系现。
阐释发病与转归，母子相及乘侮变，
指导诊断分三步，病位传变预后验。
虚补其母实泄子，五行相生治则奠，
益火补土温肾脾，滋水涵木养肾肝，
培土生金健脾肺，金水相生滋阴田。
抑强扶弱治乘侮，五行相克治则全，
抑木扶土调肝脾，培土制水运脾阳，
佐金平木宜肝肺，泻南补北心肾安。
指导用药色味脏，以情胜情针灸参。

要点解读

1. 对人体结构的五行归纳（表 1–7）

表 1–7　人体的五行归纳

五行	人体					
	五脏	五腑	五官	五体	五志	五声
木	肝	胆	目	筋	怒	呼
火	心	小肠	舌	脉	喜	笑
土	脾	胃	口	肉	思	歌
金	肺	大肠	鼻	皮毛	悲	哭
水	肾	膀胱	耳	骨	恐	呻

2. 说明五脏生理功能及其相互关系

（1）说明五脏的生理功能特点

肝——舒畅、升发，条达气机——木

心——心阳温煦，推动血液——火

脾——脾气运化水谷精微——土

肺——肃降痰浊——金

肾——藏精，主水，润下——水

（2）说明五脏之间的相互关系

①说明五脏相生：木火土金水（肝心脾肺肾）

肾藏精以养肝——肝肾阴虚——滋水涵木

肝藏血以济心——心肝血虚——滋养心肝

心阳之热以温脾——心脾阳虚——益火补土

脾化精微以养肺——脾肺气虚——培土生金

肺金生水以滋肾——肺肾阴虚——金水相生

②说明五脏相克：木土水火金（肝脾肾心肺）

肺气清肃下降，可以抑制肝阳的上亢。

肝木条达，可以疏泄脾土的壅郁。

脾的运化，可以制止肾水的泛滥。

肾的滋润，可以防止心阳的偏亢。

心阳温煦，可以制约肺金清肃的太过。

③说明五脏之间的生克制化

五行之间既相互促进和资助、又相互抑制和制约，从而维持协调平衡的正常状态。

3. 阐释脏腑病理变化

（1）阐释脏腑的发病规律

①主时之脏先受邪发病（时令病）

春——肝先受邪，易见肝阳上亢、肝风内动病变。

夏——心先受邪，易见暑邪为患。

长夏——脾先受邪，易见脾湿腹泻病变。

秋——肺先受邪，易见干咳少痰之症。

冬——肾先受邪，易见四肢厥冷、痹证等。

②所胜和所不胜之脏受病

时令未至而气先到，则太过之气乘所胜之脏，反侮所不胜之脏。

时令已至而气未到，则不及之气使所不胜之脏乘本脏，所胜之脏反侮本脏，影响到“我生”和“生我”之脏。

（2）阐释脏腑的病传规律

①相生关系传变

➢ 母病及子

疾病传变由母脏传到子脏。如肾病及肝、脾病及肺、肝病及心。

➢ 子病及母

疾病传变由子脏传到母脏。又叫“子盗母气”。如心病及肝、肺病及脾。

②乘侮关系传变

➢ 相乘：肝病及脾——木乘土——肝旺乘脾

——木旺乘土

——脾虚肝乘

——土虚木乘

➤ 相侮：肝病及肺——木侮金——肝旺侮肺
——木火刑金
——肺虚肝侮
——金虚木侮

4. 指导疾病的诊断

（1）指导疾病的定位诊断——根据五色、五味、五脉定病位。

如面见青色，喜食酸味，脉见弦象，诊为肝病；面见赤色，口味苦，脉象洪，诊为心火亢盛。

（2）判断疾病的传变趋势——色与脉结合，参照五行生克推断传变。

如脾虚患者，面见青色，脉见弦象，为木乘土；心虚患者，面见黑色，为水来乘火。

（3）推测疾病预后转归：色与脉结合，参照五行生克推断预后。

色青脉弦——色脉相符——顺

色青脉浮——相胜之脉（脉克色）——逆，病重

色青脉沉——相生之脉（脉生色）——顺，病轻

5. 指导疾病的防治

（1）确定治则和治法

①根据五行相生规律确定治则和治法

➢ 治则

虚则补其母：对脏腑之虚证，不但要补本脏，还要补其母脏。

实则泄其子：对脏腑之实证，不但要泻本脏，还要泻其子脏。

➢ 治法

滋水涵木：滋肾阴以养肝阴的治法，适用于肾阴亏损或肝阳上亢之证。

益火补土：指温肾阳而助脾阳的一种方法，适用于脾肾阳虚证。

培土生金：是健脾益气以补益肺气的治法，用于脾肺气虚证，或肺气虚。

金水相生：是滋养肺肾之阴的治法，通过补肺阴来滋肾阴，或通过养肾阴来润肺，用于肺肾阴亏虚证。

②根据五行相克规律确定治则和治法

➢ 治则

抑强扶弱

抑强：用于太过而致的相乘或相侮病证。

扶弱：用于不及而致的相乘或相侮病证。

➢ 治法

抑木扶土：疏肝健脾、平肝和胃法，适用于肝气乘脾、肝胃不和之证。

培土制水：温运脾阳治疗水湿停蓄的方法，适用于脾虚水肿证。

佐金平木：是滋肺阴肃肺气以抑制肝旺的方法，适用于肝火犯肺证。

泻南补北：泻心火补肾水。适用于肾阴不足心火偏亢的心肾不交证。

（2）指导脏腑用药

中药以色味为基础，不同的药物有不同的颜色和气味。药物的五色和五味与五脏的关系是以天然色味为基础的，以其不同性能与归经为依据，按五行学说加以归类，而用于临床用药。

➢ 色味五行归纳见表 1–8。

表 1–8　色味五行归纳表

五行	颜色	五味	脏腑	代表药物
木	青	酸	肝	白芍、山茱萸
火	赤	苦	心	黄连、朱砂
土	黄	甘	脾	白术
金	白	辛	肺	石膏
水	黑	咸	肾	生地、玄参

（3）控制疾病传变

根据脏腑之间的关系控制疾病的传变。

如肝病——治疗本脏病——兼补肺脏（防木旺侮金）

——兼补脾脏（防木旺乘土）

（4）指导情志病治疗

情志生于五脏，五脏之间有着生克关系，所以情志之间也存在着生克关系。因此，在临床上可以利用这种关系进行情志病的治疗。

➢ 情志五行归纳见表 1–9。

表 1–9 情志五行归纳表

五行	五志	脏腑	五行相克	情志治疗
木	怒	肝	金能克木	悲能胜怒
火	喜	心	水能克火	恐能胜喜
土	思	脾	木能克土	怒能胜思
金	悲（忧）	肺	火能克金	喜能胜忧
水	恐	肾	土能克水	思能胜恐

（5）指导针灸取穴

针灸疗法中，手足十二经脉的“五输穴”配五行，针灸治疗时，按五行相生克规律选穴施治。

➢ 针灸取穴配属见表 1–10。

表 1–10　针灸取穴配属表

五行	五输穴	脏腑
木	井	肝
火	荥	心
土	输	脾
金	经	肺
水	合	肾

第二章 精气神与生命

第一节 精气神与生命要素

速记歌诀

生命要素精气神，三者乃是人三宝。
精有先后天之分，相互培补化气好。
一身之气三来源，元气谷气清气绕。
生命活动看气化，激发推动全身靠。
精气化神分广狭，生命活动眼神晓。
人身三宝实一体，紧密联系离不了。

要点解读

1. 三大生命要素

精、气、神。精气神相互依存，相互为用，不可分离，共同维持人的生命活动。

2. 精

①概念：精是指体内一切精华物质，包括先天之精和后天之精，是构成和维持人体生命活动的基本物质。

②作用：精是构成生命的原始物质和维持生命活动的精微物质。

③分类：根据功能不同，可分为精、血、津、液。

3. 气

①概念：气是活力很强的不断运动的物质，是构成人体和维持人体生命活动的基本物质，是人体生命活动的动力。

②生成：人体之气由先天之气、后天水谷之气和自然界清气相互结合而成。

③作用：对于人体的生命活动具有激发和推动作用。

④气化：气的运动及其伴随发生的物质和能量转化过程，是生命的基本特征。以气机的升降出入为基础。

4. 神

①概念：人体生命的主宰和人体生命活动的外在表现。

②分类：广义之神，是指人体生命活动的外在表现；狭义之神，是指人的意识情感等精神活动。

③表现：人的精神、意识、面目表情、形体动作、反应能力等，尤以眼神的变化为主。

5. 精气神的关系

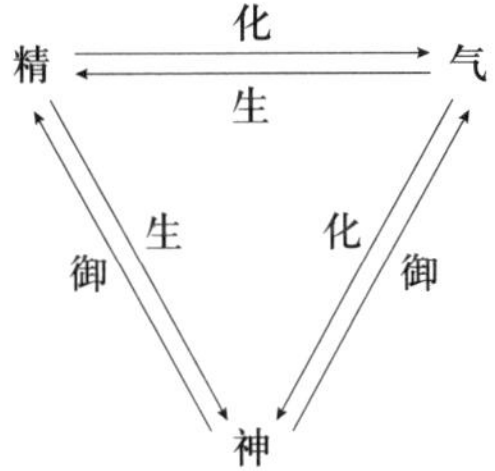

第二节　精气神与生命现象

速记歌诀

精气神系生命宝，胎孕禀赋发育老，
精神活动神为要，生命体征少不了。

要点解读

1. 精气神与生命过程

①胎孕：父母之精结合→胚胎→气血滋润营养→逐渐发育为胎儿。

②禀赋：先天禀受，是禀受于父母的遗传基质，即父母的生殖之精（先天之精）。

③发育：有机体从其生命开始到成熟的变化，是生物有机体的自我构建和自我组织的过程。人体的生长发育取决于肾中精气的盛衰。

④衰老：机体随着年龄增长而发生的组织结构、生理功能和心理行为上的退行性变。是肾中精气衰竭的表现。

2. 精气神与精神活动

①思维：思维是人脑对客观现实概括的、间接的反映。属于神的范畴，尤以心神最为重要。

②情志：情志是人体对外界刺激所做出的情绪反应。在心神的统摄下和五脏精气充盈的条件下才能正常进行。

③感觉：感觉是人脑对直接作用于感觉器官的客观事物的个别属性的反映。人体的感觉功能是在心神的统摄下实现的。

④运动：运动是宇宙间一切事物、现象的变化和过程，是生命的重要特征。所有的运动皆需精气充养，受心神统摄。

3. 精气神与生命体征

①心动：心动是指人体心脏的搏动及促进血行脉中的生命现象。精化血，气推动、统摄血液在脉中运行。

②呼吸：呼吸是人体与外界进行气体交换的过程，与五脏密切相关，是脏腑功能的相互作用，是五脏精气的协同作用的结果。

4. 精气神与饮食睡眠

①饮食：饮食是人类为了生存所进行的有规律地进食水谷的生命活动。饮食物是人体精气的主要来源，饮食物的消化吸收是脏腑气化协同作用完成的。

②睡眠：睡眠是人体正常的自发的周期性静息状态，是人体恢复体力、放松身心的主要形式。营卫之气的运行，直接关系到睡眠的正常与否。

第三章 藏象

第一节 藏象的概念、分类及特点

速记歌诀

重道轻器悟岐黄，取象比类论藏象，
人与自然不分道，区别解剖细参详。
整体中和看五脏，外联内通气血畅，
脏腑表里互影响，形神一体系统良。
满而不实是五脏，精气化生与贮藏，
实而不满为六腑，传化受盛功能强。
奇恒之腑象地长，形似腑来功似脏。
实病多腑虚多脏，补泻适宜有妙方。

要点解读

1. 藏象的概念

指藏于体内的脏腑器官、组织器官及其表现于外的生理和病理现象，以及与之相关的自然现象。

2. 藏象学说的理论和认识来源

（1）早期的解剖实践：奠定了藏象学说的形态学基础。

（2）长期对人体生理、病理现象的观察总结。

（3）反复医疗实践的验证：奠定了诊断和治疗学基础。

（4）古代哲学思想的渗透：奠定了思想基础。

3. 藏象学说的特点

（1）以五脏为中心的整体观。五脏以心为主宰，内联六腑、奇恒之腑及各形体诸窍，外以天人相应与自然社会环境形成联系。

（2）中医藏象学说的脏腑器官具有独特的内涵。其脏腑不仅为形态学器官，更是一种独特的理论模式。

4. 五脏六腑的生理特点（形态结构与功能特点）

五脏："藏（精气、神）而不泻""满而不能实"。

六腑："泻而不藏""实而不能满"。

5. 五脏的共同生理功能

（1）化生人体精气。

（2）藏神。

6. 六腑的共同生理功能

（1）受纳、运化水谷。

（2）传导糟粕。

7. 奇恒之腑

形态中空似腑，功能藏精气似脏。

第二节　五脏

一、心——君主之官

速记歌诀

心居肺间膈膜上，状如莲花阳中阳。
心主血脉气力强，主血主脉靠心阳。
君主之官神志藏，广义狭义记心上。
液汗窍舌喜乐常，在体合脉华面庞。
心性通明气宜降，时应夏气在南方。
膻中护心保健康，代心受邪有担当。

要点解读

1. 位置

位于胸腔，居横膈之上。

2. 心属火

为阳中之阳，与小肠相表里。

3. 心的生理功能

（1）心主血脉

①心为血府。

②心主血脉，即指心气推动血液在经脉内运行的生理功能。

③心主血

➢ 心主行血

血液正常运行的条件：心气的推动与心阳的温煦作用；心血充足；脉道通畅。

➢ 心主生血：精气经心阳的温煦作用化生为血。

“中焦受气取汁，变化为赤是为血。”

④心主脉：心在体合脉。经脉与心脏直接相连，心脏不停地搏动，推动血液在经脉内循行，维持人体正常的生命活动。

（2）心主神志（又称心主神明或心藏神）

①定义：心主神志，即心为神志活动产生的主要场所，神志活动亦由心所主。

②神的概念

➢ 广义的神（又称“神气”）是指人体生命活动的外在反映。

➢ 狭义的神是指人体的精神活动，包括意识、思维和情志活动。

③心主神志，一般指狭义的神。

4. 心与形体官窍的联系

①心在体合脉。

②心“其华在面”：心脏气血的精华最易反映于面部。

③心在窍为舌：“舌为心之苗”，通过舌诊可诊断心的病变。

④心在液为汗：“血汗同源”，汗为津液所化，而血与津液同出一源，均为水谷精微所化生。

5. 心的生理特性

①为阳脏而主阳气：心为阳中之太阳，五行属火。

②与夏气相通应。

6. 心包络（又称膻中）

①定义：简称心包，是指裹护在心脏外面的包膜。

②功能：保护心脏，代心受邪。

二、肺——相傅之官

速记歌诀

位置最高居心上，阳中之阴通大肠。
肺主之气有两样，一身之气呼吸忙，
宣发肃降气机畅，吸清呼浊从右降，
上宣卫气表得养，下输浊液到膀胱。
肺主行水通水道，水之上源把名扬，
换气行血朝百脉，肺主治节好相邦。
形似华盖为娇脏，喜润恶燥好阴凉。
在体合皮华在毛，外窍在鼻呼吸畅，
在液为涕应秋季，五行从金莫悲凉。

要点解读

1. 位置

位于胸腔，横膈之上，居于诸脏之上，有“华盖”之称。

2. 肺属金

为阳中之阴，与大肠相表里。

3. 肺的生理功能

（1）肺主气

①定义：肺有主持、调节各脏腑经络之气的功能。

②肺主呼吸之气：肺为人体呼吸器官，吸清呼浊。

③肺主一身之气

➢ 气的生成

肺吸入的清气是人体一身之气的重要来源。

肺通过参与宗气的生成起到主一身之气的作用。

➢ 气机的调节：肺有节律地一呼一吸，对全身气的升降出入运动起着重要的调节作用。

④肺主呼吸之气与肺主一身之气的联系

➢ 肺主呼吸，摄入清气，生成宗气，调畅气机。

➢ 肺主一身之气，使宗气充足，保持呼吸功能正常。

（2）肺主宣发肃降

①肺主宣发

➢ 宣发，即宣布、发散，指肺的向上、向外的升宣和布散的生理功能。

➢ 体现

呼出体内浊气。

将水谷精微与津液布散于头面诸窍。

宣发卫气。

②肺主肃降

➢ 肃降，指肺的清肃下降的生理功能。肺为清虚之体，性喜清润。

➢ 体现

吸入自然界清气。

向下布散水谷精微和津液。

肃清呼吸道异物。

（3）肺主通调水道

①定义：指肺的宣发肃降对人体水液代谢具有疏通调节的作用。

②体现

➢ 通过肺的宣发，将水液布散于皮毛和周身，发挥其滋养作用。

➢ 通过肺的肃降，将上焦水液向下布散，其中部分水液经肾的气化作用下输到肾和膀胱，生成尿液排泄出人体外部。

➢ “肺为水之上源”“肺主行水”。

（4）肺朝百脉

①定义：指全身的气血均通过经脉朝会于肺。

②生理意义

➢ 气体交换。

➢ 助心行血。

（5）肺主治节

①定义：指肺有辅佐心脏对全身进行治理调节的作用。

②生理意义

➢ 主司呼吸。

➢ 调节气机。

➢ 肺朝百脉，进行气体交换。

➢ 通调水道，调节水液代谢。

③肺主治节不是具体的生理功能，而是对肺诸生理功能的高度概括。

4. 肺与形体官窍的联系

（1）肺在体合皮，其华在毛

①皮毛的生理功能

➢ 护卫肌表，防御外邪。

➢ 调节津液代谢。

➢ 调节体温。

➢ 助肺呼吸，协助肺进行气体交换。

②肺与皮毛的关系

➤ 生理上

肺主宣发，将卫气、水谷精微与津液布散于体表，润泽皮毛，防御外邪。

皮毛亦可助肺呼吸。

➤ 病理上

肺病可以外传于皮毛。

皮毛病变亦可内传于肺。

（2）肺在窍为鼻

鼻的生理功能如下。

①通气功能。

②嗅觉功能。

（3）肺在液为涕

涕的功能如下。

①润泽鼻腔。

②防御外邪，保护肺脏。

（4）喉为肺之门户

5. 肺的生理特性

（1）肺为五脏之华盖，与外界直接相通。

（2）肺为娇脏，不耐寒热。

（3）肺与秋气相应。

三、脾——仓廪之官

速记歌诀

脾胃表里居中央，阴中至阴灌四旁。
脾主运化谷液忙，输送精微养腑脏，
脾气固摄统血强，精微充足气血旺。
脾主升清分两行，升输精微举内脏，
脾主藏意在思忆，意清神宁不健忘。
在体合肉四肢壮，开窍于口唇色亮，
思虑常有涎液淌，长夏稼穑土气忙。

要点解读

1. 位置

位于人体中焦，横膈以下左侧腹腔内。

2. 脾属土

为阴中之至阴，与胃相表里。

3. 脾的生理功能

（1）脾主运化

①运，即转运、输送；化，即消化、吸收。

②运化水谷：指脾有消化吸收和转输水谷精微的生理功能。

➢ 饮食物经由消化道消化吸收的过程依赖脾阳的运化。

➢ 水谷精微向各脏腑组织器官的输送依赖脾的升清、运化。

③运化水液：指脾对水液的吸收、转输和布散功能。

➢ 摄入人体的水液需经过脾的运化转输，气化成津液，通过心肺而到达周身脏腑组织器官，发挥其濡养、滋润作用。

➢ 经过代谢后的水液及某些废物要经过脾的转输而至肺肾，并经肺肾气化作用排出体外，以维持人体水液代谢的协调平衡。

（2）脾气主升

①脾主升清：脾气将水谷精微上输至心肺及头面诸窍，进而输布全身。

②脾主升举：脾气升托脏器，防止下垂。

（3）脾主统血

脾具有统摄血液在经脉内运行，防止其溢出脉外的生理功能。

4. 脾与形体官窍的联系

（1）脾在体合肉，主四肢。

（2）脾在窍为口，在液为涎，其华在唇。

5. 脾的生理特性

（1）脾喜燥而恶湿。

（2）脾为气机升降之枢。

（3）脾与长夏相应。

四、肝——将军之官

速记歌诀

将军之官为肝脏，阴中少阳木气旺。
调畅气机体得养，促进脾升与胃降，
气血通达情志畅，肝气和顺精神爽。
肝主疏泄精血长，冲任通畅助孕养，
肝主藏血分三方，贮调血液出血防，
肝主藏魂为刚脏，肝气升发阳易亢。
在体为阴功用阳，临床阴亏为其常，
在体合筋华在爪，肝血充足则得养。
如若气机不通畅，怒极昏厥血菀上，
肝血化泪目得养，春时则有肝气旺。

要点解读

1. 位置

位于腹部，横膈之下，右胁之内。

2. 肝属木

为阴中之阳，与胆相表里。

3. 肝的生理功能

（1）肝主疏泄

肝具有疏通、宣泄和生发的生理功能。

肝主疏泄的具体表现如下。

①调畅气机

➢ 生理：促进气的升降出入的有序运动，推动人体的各种生理活动。

➢ 病理

疏泄功能太过——肝气亢奋。

疏泄功能不及——肝气郁结。

②促进津血的运行和代谢。

③促进脾胃消化

➢ 促进脾升胃降。

➢ 分泌胆汁，以助消化。

④调畅情志。

⑤促进和调节生殖功能

➢ 促进女子胞月经的排泄和胎儿的生育。

➢ 影响男子的生殖功能。

（2）肝主藏血

肝脏具有贮藏血液、调节血量和防止出血的生理功能。“肝为血海。”

4. 肝与形体官窍的关系

（1）肝在体合筋，其华在爪。

（2）肝开窍于目，在液为泪。

（3）肝血为女子经血之来源。

5. 肝的生理特性

（1）肝为刚脏，体阴而用阳。

（2）肝性喜条达而恶抑郁。

（3）肝与春气相应。

五、肾——作强之官

速记歌诀

天一生水腰两旁，阴阳之本元气藏，

阴中之阴精贮藏，发育生殖调五脏。

肾为水脏主津液，肾气蒸腾小便畅，
肾主纳气气潜藏，清气下行摄纳强，
肾主藏志在志向，坚定与否靠精养。
主蛰守位摄封藏，水火之宅真阴阳，
骨由髓生供营养，精充血足发得长。
在液为唾滋肾精，耳与二阴精血养，
在时为冬主封藏，注重命门系阴阳。

要点解读

1. 位置

位于腰部，腹腔之内，脊柱两旁，左右各一。

2. 肾属水

为阴中之阴，与膀胱相表里。

3. 肾的生理功能

（1）肾藏精，主生长发育与生殖

①精的含义

➢ 广义：泛指人体内的一切精微物质。

➢ 狭义：指禀受于父母的生殖之精。

②先后天之精均藏于肾中，先天生后天，后天养先天。

③肾精不足的表现

➢ 小儿："五迟""五软"。

➢ 成人：早衰、生殖功能异常。

（2）肾主水液

肾具有主持和调节水液代谢的生理功能，表现如下。

①肾的气化作用对全身津液代谢具有促进作用。

②肾升清降浊，司膀胱开合。

（3）肾主纳气

肾具有摄纳肺吸入之清气的生理功能。

4. 肾与形体官窍的联系

（1）肾在体合骨，其华在发。

（2）肾在窍为耳及二阴，在液为唾。

5. 肾的生理特性

（1）肾主封藏，为固摄之本。

（2）肾为阴阳之根：肾阳又称"元阳""真阳"，肾阴又称"元阴""真阴"。

（3）肾与冬气相应。

6. 命门

肾阳为命门之火，肾阴为命门之水。

第三节　六腑

一、胆——中清之腑（中精之府）

速记歌诀

中清之腑藏胆汁，中正之官断情志，
更主升发与宁静，凡十一脏赖此职。

要点解读

1. 生理功能

（1）贮藏和排泄胆汁。

（2）主决断，调节情志。

2. 生理特性

（1）胆主生发之气。

（2）胆主宁静。

二、胃——水谷之海（与脾合称“仓廪之官”，并以膜相连）

速记歌诀

水谷之海仓廪实，受纳腐熟通降施，
五脏六腑皆禀气，喜润恶燥勿伤之。

要点解读

1. 生理功能

（1）主受纳、腐熟水谷（腐熟：初步消化）。

➢ 胃腐熟水谷的生理机制

①胃气的推动作用使胃进行蠕动。

②胃中阴液（即消化液）的作用。

（2）主通降，以降为和

胃主通降，是指胃有通利下降的生理功能及特性，以通降为正常。

2. 生理特性

（1）胃为五脏之本。

（2）胃喜润而恶燥。

三、小肠——受盛之官（主液）

速记歌诀

六腑主液是为谁？腹腔水液小肠维。
泌别清浊能分化，受盛化物生精微。

要点解读

1. 生理功能

（1）主受盛化物

①受盛：即接受或以器盛物。表现如下。

➢ 饮食物经胃初步腐熟，要适时下降到小肠，以小肠承受。

➢ 下降到小肠的饮食物要在小肠内停留一定时间，以便进一步消化与吸收。

②化物：指将水谷化生为精微物质，经脾运化转输，以营养全身。

（2）泌别清浊

①将饮食物分为水谷精微及糟粕部分。

②吸收水谷精微，经脾之运化转输于心肺，散布周身。

③泌别清浊后之糟粕分为食物残渣与液体，分别经二便排出体外。（腹泻治法：分利。）

2. 生理特性

泌清别浊而分化。

四、大肠——传道之官

速记歌诀

传导糟粕又主津，排泄有度通降因，
下有魄门五脏使，排出粪便赖后阴。

要点解读

1. 生理功能

（1）主传导糟粕。

（2）大肠主津。

2. 生理特性

以通降为顺，传导有度。

五、膀胱——州都之官

速记歌诀

州都能藏液与津，贮尿排尿连前阴，
主司开合皆有度，封藏气化肾为因。

要点解读

1. 生理功能

贮尿和排尿（此功能有赖于肾的气化作用）。

肾对膀胱贮尿排尿功能的影响如下。

（1）尿液的生成主要靠肾的气化功能。

（2）尿液的排泄主要靠肾气封藏功能的调节。

2. 生理特性

主司开合而有度。

六、三焦——决渎之官（孤腑）

速记歌诀

三焦孤腑名决渎，通行元气水液出，
上焦如雾含心肺，卫气谷精周身输，
中焦如沤在脾胃，受纳腐熟升降枢，
下焦如渎肠胱肾，排泄二便各分途。

要点解读

1. 具体部位与形态

①上焦：包括心、肺。

②中焦：包括脾、胃。

③下焦：包括肾、膀胱、大小肠等。

2. 生理功能

（1）主持诸气，总司全身的气机气化——三焦通行人体的元气。

（2）疏通水道，运行水液。

上述两点功能的联系如下。

①水液运化依赖气的升降出入运动。

②气只有依附于津液与血才能正常运行。

③气血津液的运行与代谢均以三焦作为通路。

3. 生理特性

（1）上焦如雾

上焦的主要生理功能是宣发卫气，布散水谷精微以充养周身。

（2）中焦如沤

即脾胃的消化吸收功能，饮食物经胃受纳腐熟；而其精微则由脾转运于全身。中焦“泌糟粕，蒸津液”，为气机升降之枢、气血生化之源。

（3）下焦如渎

下焦具有排泄糟粕的生理功能。而命门原气、肝肾精血等亦可归于下焦。

第四节　奇恒之腑

一、脑

速记歌诀

脑为髓海元神府，生命活动赖此主，
主司感觉与运动，精神意识思维出。

要点解读

（1）脑居于头颅内，由髓汇集而成。又称为“髓海”。

（2）脑为中枢神经系统。

（3）脑主精神意识。“头者，精明之府。”“脑为元神之府。”（李时珍）

（4）脑主感觉运动。“髓海不足，则脑转耳鸣，胫酸眩冒，目无所见，懈怠安卧。”

二、髓

速记歌诀

髓藏骨中各不同，脑髓脊髓骨髓通，
先天之精来化生，后天之精充养供，
分别掌握各功能，充脑养骨精血生。

要点解读

（1）髓是分布于骨腔内的一种物质。由于髓在人体的分布部位不同，名称亦异。

（2）髓为先天之精所化，并受到后天之精不断充养。

《灵枢·经脉》篇说："人始生，先成精，精成而脑髓生。"张景岳在《类经》中说："精藏于肾，肾通于脑，脑者阴也；髓者，骨之充也，诸髓亦属于脑，故精成而后脑髓生。"

（3）髓可充养脑髓。脑为髓之海，为髓聚之处，脑髓充盈则耳聪目明。

（4）髓可滋养骨骼。骨髓位于骨腔之中，精能生髓，髓能养骨。

（5）髓可化生血液。中医学认为，精与血可以互生。精可生髓，而髓可化血。

三、骨

速记歌诀

骨即骨骼为髓府，内藏骨髓强健骨，
保护脏器撑形体，联结关节运动主。

要点解读

（1）骨为髓之府，骨髓藏于骨腔之中，并对骨骼具有充养作用。只有骨髓充盈，骨骼得养才能强健有力。反之，骨骼损伤，不能保护骨髓，也可导致髓的病变。

（2）骨骼为人体的支架，具有支持形体、保护脏器的功能。

（3）骨骼通过肌肉、韧带等组织联结周身关节，主司全身运动。

四、脉

速记歌诀

脉与心连称血府，贯穿周身络脏腑，
约束通行血液布，全赖肺脾肝心助。

要点解读

（1）“脉为血之府。”全身的气血在心气的推动下，于经脉内运行，输布于全身脏腑组织器官，维持其正常的生理功能。

（2）经脉不仅可以输送气血，还有重要的联络作用。纵横交错的经脉，把人体各脏腑组织器官联络在一起，构成生理、病理上的联系。中医也常通过经脉的变化，向内推断脏腑的病变。

五、女子胞

速记歌诀

子宫胞宫皆其名，主持孕育和月经，
心肝脾肾皆关联，冲任调节气血行，
女子二七天癸至，月事应时赖肾精。

要点解读

（1）女子胞，又称胞宫、胞脏、子宫、子脏等。

（2）女子胞为女子排泄月经的器官。当女子到了14岁左右，肾的精气旺盛，出现了天癸，子宫等生殖器官发育成熟，冲任二脉气血旺盛，女子按时排泄月经，并具备生殖能力。这种生理状态一直维持到49岁左右。又因肾的精气逐渐衰败，天癸竭绝，任冲二脉气血衰少，进入围绝经期。

（3）女子胞与脏腑经络的关系

①肾脏精气的作用：女性生殖器官的发育及生殖功能的维持全赖于肾中精气的作用。人从幼年开始，肾中精气逐渐充盛，身体有了齿更发长的变化；青春期时，

肾的精气更加充盛，产生了“天癸”。在肾中精气及天癸的作用下，才能使生殖器官发育成熟，在女子可有月经来潮，具备生殖能力。

②心、肝、脾三脏的作用：女子胞的功能与心、肝、脾的关系十分密切。排泄月经、孕育胎儿的功能赖于血液，而心主血，肝藏血，脾统血且为气血生化之源。故当心、肝、脾这三脏功能失调时，能引起女子胞的功能障碍，出现相应的病理表现。

③任冲二脉的作用：任、冲二脉，同起于胞中。任脉能调十二经之气血，有“冲为血海”之说，与女子胞排泄月经关系密切；任脉为“阴脉之海”，能调节全身阴经。任脉又与胎儿孕育密切相关，故有“任主胞胎”之说。任冲二脉气血盛衰，受肾中精气调节，肾中精气充盛，任冲二脉气血充盛，注入胞中，从而发生月经。

（4）女子受孕后，女子胞成为孕育胎儿的场所。此时女子胞停止排泄月经，全身气血有相当一部分输送至胞中，保护胎元，促进发育，直至分娩。

第五节 脏腑关系

一、五脏之间的关系

速记歌诀

心肺关系看血气，心脾血行与血生，
心肝行血调情志，心肾水火两相成，
精血互生神互用，君相安位上下通。
肺脾生气更行水，肝升肺降左右从，
肺肾呼吸与行水，金水阴精亦相生。
肝脾消化饮食物，血液生成与运行。
肾为先天脾后天，代谢水液贯始终。
肝肾藏泄互为用，一精一血源头同。

要点解读

1. 心肺：气血关系

（1）肺气助心行血

肺气与水谷精微相合而生宗气，贯注心脉，助心行血。

（2）心血布散肺气

肺吸入清气需依附血液方可布散全身，体内浊气亦需通过血液才能运输于肺。

2. 心脾：血液的生成与运行

（1）血液的生成

①脾为气血生化之源。只有脾气强健，气血生化有源，心血方可充盈。

②心对于脾运化功能的作用

➢ 心阳温运脾土。

➢ 心主神志，调节脾的运化，利于气血生成。

（2）血液的运行

①血液的运行要靠心气的推动。

②脾气统摄血液，保证血液正常运行。

③心肺脾等脏相互配合，维持正常的血液循环。

3. 心肝：血液与精神情志

（1）血液

①心主血，推动血液于脉内运行。

②肝藏血，且有调节血量之功。

③肝亦主疏泄，调畅气机，利于气血运行。

（2）精神情志

①心主神志，为五脏六腑之大主，精神之所舍。

②肝主疏泄，调畅情志。

③精神情志活动以血液为物质基础，心肝两脏在血液运行方面关系密切。

4. 心肾

（1）水火相交，阴阳既济（主要）

①心火下行于肾，温肾助阳，使肾水不寒。

②肾水上济于心，资助心阴，使心火不亢。

（2）精血互生，精神互用

①心主血，肾藏精，精血互生。

②心藏神，肾藏志，肾精化髓而充于脑，与神志活动密不可分。

5. 肺脾：气的生成与水液代谢

（1）气的生成

①肺主呼吸，吸入外界清气。

②脾主运化，摄入水谷精气。

③二者相合，形成宗气，走息道以司呼吸。

（2）水液代谢

①肺主宣发肃降，主行水，通调水道。

②脾位于中焦，运化水液，为水液升降出入之枢纽。

③水液由脾上输于肺，借肺宣发之功输布周身。

④多余水液在肺肃降作用下，经脾转输，下行至肾

和膀胱。

6. 肺肝：气机升降

（1）肺位于上焦，主肃降，应秋气，其气以下降为顺。

（2）肝位于下焦，主升发，应春气，其气以上升为和。

（3）肝升于左，肺降于右，相反相成，维持人体气机调畅。

7. 肺肾：呼吸与水液代谢

（1）呼吸

①肺主呼吸。

②肾主纳气。

③肺吸入的清气下行于肾，由肾摄纳，以保证呼吸运动的平稳。

（2）水液代谢

①肾为主水之脏，有气化之功。

②肺为水之上源，主行水，有通调水道之能。

③二者共同维持人体水液代谢平衡。

（3）金水相生（次要）

肺肾之阴相互滋养。

8. 肝脾：饮食物的运化与血液的生成运行

（1）饮食物消化

①肝之余气生成胆汁，助脾消化。

②肝主疏泄，调畅气机，促进脾升胃降。

（2）血液的生成与运行

①肝主藏血，贮藏和调节全身血量。

②脾主统血，为气血生化之源。

③脾气健运，气血生化有源，则肝血充盈。

④肝气条达舒畅，方可保证脾之建运与统血功能。

9. 脾肾：先后天与津液代谢

（1）先后天相互促进

①肾主藏精，为先天之本。

②脾主运化，为后天之本。

③先天生后天：脾阳依赖肾阳的温煦。

④后天养先天：肾精须得到脾运化水谷精微的滋生。

（2）水液代谢："其本在肾，其制在脾"

①脾主运化水液，为水液代谢之枢纽。

②肾主水液，气化作用贯穿水液代谢过程始终。

10. 肝肾：精血同源，藏泄互用

（1）肝肾同源

即精血同源、乙癸同源，主要指精血同源、精血互生的关系。

①肝藏血，肾精依赖肝血滋养。

②肾藏精，肝血依赖肾精资助。

③肾阴亦可滋养肝阴。

（2）藏泄互用

①肝气疏泄，防止精气过度壅塞。

②肾气封藏，防止精气过量亡失。

③这种关系主要与生殖功能有关。

二、六腑之间的关系：饮食物的消化、吸收与排泄

速记歌诀

六腑共同主化物，消化吸收与排出。
水谷饮食先入胃，在此受纳与腐熟，
下至小肠受盛之，精微糟粕各分途。
清者由脾上心肺，气血津液周身输，
浊者水液膀胱走，粪便糟粕大肠除。
化物三焦是场所，如雾如沤亦如渎，
更有胆汁促消化，注入肠道效堪书。

要点解读

1. 生理关系——饮食水谷消化吸收和糟粕排泄过程中的相互配合

六腑位居腹腔，彼此相互连通，功能密切配合。六腑在生理上的关系，主要体现在饮食水谷的消化吸收和糟粕排泄过程中的相互配合。六腑共同配合，传化水谷，不断受纳与排空，具有虚实更替、以降为顺、以通为用的特点。

（1）饮食入胃，经胃受纳腐熟，化为食糜，下传小肠。

（2）小肠受盛化物，将饮食物进一步消化，分清泌浊，吸收水谷精微，经脾转输，布散至全身。

（3）水谷糟粕依次下传至大肠，经大肠吸收部分水液后形成粪便，由魄门排出体外。

（4）部分多余水液渗注膀胱为尿，在肾的气化作用下排泄。

（5）胆贮藏精汁，输泄于小肠，促进小肠的消化吸收。

（6）三焦为水谷之道路，在饮食物消化吸收过程中，敷布精微，疏通水道，行水泄浊。

2. 病理关系——传化和排泄失常

六腑在生理上共同主导和促进饮食水谷的消化吸收

与糟粕的排泄，因此其在病变上的表现以及相互影响多表现在传化和排泄失常方面。

（1）胃失和降，则气不下行，进而小肠泌别清浊和大肠传化糟粕的功能失常，出现腹胀、泄泻或大便不通等。

（2）小肠功能失常，可导致胃气上逆，表现为嗳气、恶心、呕吐等，还可导致大肠传导失职，出现腹泻、尿少等。

（3）大肠传导失职，则浊气上逆至小肠或胃，出现腹胀痛、呕吐等。

（4）胆汁的分泌排泄出现不畅，则影响胃肠消化吸收，见食欲不振，厌食油腻、呕吐等。

（5）三焦不通，则水液不行，浊液不能下输于膀胱，可导致尿量减少。

三、五脏六腑之间的关系：阴阳表里相合

速记歌诀

位置接近经络属，生理病理重协同。
心与小肠相表里，心火下移小肠从，
肺与大肠同肃降，咳喘便难常与共，

脾胃关系共有三，纳运升降燥湿宏，
肝胆消化与情志，肾与膀胱行水功。

要点解读

（1）五脏属阴，六腑属阳。

（2）五脏为里，六腑为表。

（3）脏腑表里相合关系的依据

①相互联系的脏腑位置一般比较接近。

②互为表里的脏腑在经络上互相络属。

③五脏主藏，六腑主泻，作用相反相成。

④互为表里的脏腑在生理活动上相互促进。

⑤互为表里的脏腑产生疾病时常互相影响传变。

1. 心与小肠

（1）心经属心络小肠，小肠经属小肠络心。

（2）生理上

①小肠分清别浊，其清者可化为心血。

②心血输送于小肠，有利于其受盛化物。

（3）病理上

①心火炽盛可移热于小肠。

②小肠有热可循经上扰于心。

2. 肺与大肠

（1）肺经属肺络大肠，大肠经属大肠络肺。

（2）生理上

①肺主肃降，肺气下降推动大肠传导。

②大肠传导正常，有利于肺气下降。

（3）病理上

①肺失清肃，津液不能下达，大肠失润，大便干结；肺气虚弱，大肠传导无力，可致气虚便秘。

②大肠传导不利则肺气壅塞，不能下降。

3. 脾与胃

（1）脾经属脾络胃，胃经属胃络脾。

（2）纳运相成

①胃主受纳，游溢精气，消化腐熟饮食物。

②脾主运化，为胃行其津液，将水谷精微输布周身。

③二者一纳一运，紧密配合，完成水谷的消化吸收。

（3）升降相因

①脾气主升，以升为顺，输布水谷精微于头目心肺。

②胃气主降，以降为和，将水谷下降于小肠，使糟粕下行。

（4）燥湿相济

①脾为阴土，喜燥恶湿，易被湿邪所困。

②胃为阳土，喜润恶燥，阳气亢奋，易化燥伤津。

4. 肝与胆

（1）肝经属肝络胆，胆经属胆络肝。

（2）消化方面

①肝之余气生成胆汁，肝主疏泄利于胆汁生成和排泄。

②胆汁涵敛肝阳，利于肝的疏泄。

③肝胆属木，均有疏泄功能，促进脾胃升降运化。

（3）精神情志方面

①肝主疏泄，调畅情志。

②胆主决断，与人之勇怯相关。

③二者相互为用。

5. 肾与膀胱：水液代谢方面

（1）肾经属肾络膀胱，膀胱经属膀胱络肾。

（2）生理上，肾气充足，气化功能正常，膀胱则可开合有度。

（3）病理上，肾气虚衰，固摄无权，则膀胱开合无度；肾阳虚衰，气化不利，则小便不利。

第四章　气血津液

第一节　气

一、气的概念与分类

速记歌诀

生命活动气为基，活力满满行不息，
气之分类有四种，营卫元气和宗气。
先天之精生元气，后天充养有谷气，
元气发而藏于肾，三焦通路行于体，
推动生殖和发育，脏腑经络行生理。
肺吸清气脾谷气，胸中相合宗气起，
下蓄丹田资元气，上走息道行呼吸，

贯注心脉行气血，视听言动相联系。
营卫二气源胃脾，水谷精微为之基，
出入经络脏与腑，生理功能有差异，
化生血液滋身体，营阴精粹且柔细。
卫外属阳为卫气，性质滑利而慓疾，
防御外邪司开阖，温养全身调腠理，
营行脉中卫行外，阴阳相随不相离。

要点解读

1. 气的概念

气是人体内活力很强、运行不息的精微物质，是构成人体和维持人体生命活动的基本物质。

2. 气的分类

（1）元气

①含义

元气，也称“真气”“原气”，是人体最基本、最重要的气。

②生成与分布

生成：元气主要由肾所藏的先天之精所化生，并赖后天水谷精微的不断培育。

分布：藏于肾，以三焦为通路，循行全身。

③生理功能

推动人体的生长发育和生殖功能。

推动和调节各脏腑经络的生理活动。

（2）宗气

①含义

宗气，是积聚于胸中、由自然之清气和水谷精微之气而化的气。

②生成与分布

生成：肺所吸入的自然界之清气与脾胃化生水谷之精气在胸中相合而形成。

分布：通过上出息道、贯注心脉及沿三焦下行的方式布散全身。

③生理功能

走息道以行呼吸。

贯心脉以行气血。

与人体的视、听、言、动等功能相关。

（3）营气

①含义

营气，又称“营血”“营阴”，是行于脉中而具有营养作用的气。

②生成与分布

生成：营气来源于脾胃化生的水谷精微，由水谷精微中的精粹部分所化生。

分布：营气行于脉中。

③生理功能

化生血液和营养全身。

（4）卫气

①含义

卫气，又称“卫阳”，是行于脉外而具有保护作用的气。

②生成与分布

生成：卫气来源于脾胃化生的水谷精微，由其中慓疾滑利的部分所化生。

分布：卫气行于脉外。

③生理功能

温养全身、调控腠理和防御外邪。

《灵枢·本藏》篇：“卫气者，所以温分肉、充皮肤、肥腠理、司开阖者也。”

➢ 营气与卫气的异同

异：营气性质精粹柔和，行于脉中，主内守而属阴，具有化生血液和营养全身的功能；卫气性质慓疾滑利，行于脉外，主卫外而属阳，具有温养全身、调控腠理和防御外邪的功能。

同：营气和卫气均由脾胃化生，均以水谷精微为物质基础，均出入于脏腑，流行于经络。

二、气的生成与运行

速记歌诀

气之来源有三种，肾肺脾胃将其生，
先天精气禀父母，先天之气藏肾中，
饮食水谷经脾胃，水谷精气由此生，
自然清气由肺入，清谷相合宗气成。
气之运动称气机，升降出入各不同，
五脏宜升精气存，六腑宜降水谷通，
心肺在上气宜降，肝肾在下皆宜升。
气机升降有枢纽，脾胃运化居于中，
脾升胃降精微充，肝升肺降气机通。
气机失调皆为病，升降出入失平衡，
气机受阻乃不畅，气滞局部更不通，
气逆升过降不及，气陷降过而不升，

气脱出过不内拢，气闭不出内塞壅。
气机生变称气化，气血津液受推动，
新陈代谢互转化，气化促进作用宏。

要点解读

1. 气的生成

（1）主要来源

①禀受于父母的先天之精气。

②饮食物中的水谷精微之气。

③由肺吸入的自然界之清气。

（2）相关脏腑

①肾为生气之根——先天之气。

②脾胃为生气之源——水谷精微之气。

③肺为生气之主——吸入清气，生成宗气。

2. 气的运行

（1）基本形式

气的运动称为气机，升、降、出、入是气运动的基本形式。

（2）气的运动与脏腑的关系

①脏与腑而言

➢ 五脏宜升，化生和贮藏精气。

➢ 六腑宜降，受盛和传化水谷。

②五脏而言

➢ 心肺在上，在上者宜降。

➢ 肝肾在下，在下者宜升。

➢ 脾胃居中，为气机升降之枢纽。

➢ 肝从左升，肺自右降。

③脏腑之间

➢ 脏与脏——肝气升发，肺气肃降。

➢ 脏与腑——脾主升清，胃主降浊。

➢ 腑与腑——胃主通降，小肠升清降浊。

（3）气机失调

当气的运动出现异常变化，升降出入之间失去协调平衡时，称为“气机失调”。

①气的运行受阻而不畅通时，称作“气机不畅”。

②气受阻较甚，局部阻滞不通时，称作“气滞”。

③气的上升太过或下降不及时，称作“气逆”。

④气的上升不及或下降太过时，称作“气陷”。

⑤气的外出太过而不能内守时，称作“气脱”。

⑥气不能外达而郁结闭塞于内时，称作“气闭”。

（4）气化

①概念：指通过气的运动而产生的各种变化，具有促进精、气、血、津液各自的新陈代谢及其相互转化的作用。

②意义：气化是人体生命活动的基本形式之一。

三、气的功能

速记歌诀

气的功能有五个，推温防固与气化，
脏腑经络及精血，发育全赖气激发。
气可温煦维体温，生理活动促腾达，
气若有余便为火，不足生寒温补它。
护卫肌表防邪侵，驱邪外出贡献大，
防御失常病难愈，易感外邪免疫差。
固摄精血与津液，防止流失作用佳。
气化功能可促进，新陈代谢互转化。

要点解读

1. 推动作用

（1）生理表现

气可以激发和促进人体的生长发育、脏腑经络的生理活动，推动精的生成，推动血的生成与运行，推动津液的生成、输布与排泄。

（2）病理表现

生长发育迟缓或早衰，脏腑经络组织的生理功能减退，血液、津液的代谢障碍，精神活动失常。

2. 温煦作用

（1）生理表现

维持体温的相对恒定，有助于各脏腑经络、形体官窍进行正常的生理活动，有助于精血津液的正常施泄、循行和输布。

（2）病理表现

畏寒喜暖，脏腑生理活动减弱，精血津液代谢减弱，运行迟缓等；或低热，盗汗，脏腑功能亢奋，精血津液代谢加快。

3. 防御作用

（1）生理表现

气既能护卫肌表，防御外邪入侵，同时也可祛除侵入体内的病邪。

（2）病理表现

易罹患疾病，或者病程缠绵难愈。

4. 固摄作用

（1）生理表现

气具有对于体内血、津液、精等液态物质的固护、统摄和控制的作用，从而防止其无故流失，保证在体内发挥其正常的生理功能。统摄血液，使其在脉中正常运行，防止其溢出脉外；固摄精液，防止其妄加排泄；固摄汗、尿、唾液、胃液、肠液，控制其分泌量、排泄量和有规律的排泄，防止体液丢失。

（2）病理表现

①气不摄血——各种出血。

②气不摄津——自汗、多尿、小便失禁、流涎、呕吐、泄泻滑脱。

③气不固精——遗精、滑精、早泄等。

5. 气化

气化是指通过气的运动而产生的各种变化，具有促进精、气、血、津液各自的新陈代谢及其相互转化的作用。

第二节 血

一、血的概念与功能

速记歌诀

血液色红可运载，濡润全身行于脉，
停滞不行瘀血害，离经之血逸脉外。
血足濡养有神采，毛发荣润面红泰，
血液亏虚形衰败，肌肉瘦削运动碍，
毛发不荣面色衰，肢体麻木肤裂开。
神志活动血为帅，精神充沛思维快，
血虚血热行有碍，失眠多梦精神衰。

要点解读

1. 血的概念

血是循行于脉中富有濡养作用的红色液体，是构成人体和维持生命活动的基本物质之一。运行迟缓，停滞不行的血称为“瘀血”；逸出脉外的血称为“离经之血”；脉被称为“血府”。

2. 血的功能

（1）濡养作用

血具有濡养全身的生理功能，血在脉中循行，内至脏腑，外达皮肉筋骨，对全身各脏腑组织器官起着充分的濡养作用。

①生理表现：血液充足，濡养正常。面色红润，肌肉壮实，皮肤光泽，毛发荣润，感觉灵敏，运动自如。

②病理表现：血液亏虚，濡养减弱。面色萎黄，肌肉瘦削，肌肤干涩，毛发不荣，肢体麻木，运动失灵。

（2）神志活动的主要物质基础

血是人体神志活动的主要物质基础，人体的精神活动必须得到血液的营养。

①生理表现：血气充盛，血脉和利。精力充沛，神志清晰，思维敏捷，活动自如。

②病理表现：血虚、血热或血运失常。精神衰退，失眠多梦，反应迟钝，神昏谵语。

二、血的生成与运行

速记歌诀

血之来源两面清，水谷精微与肾精，
水谷精微脾胃生，肺心化赤为血行，
精藏于肾血藏肝，精血互化血源精。
气主推动又摄血，脉道通畅推血行，
寒热温凉邪入侵，血液运行辨浊清。
血液运行有所凭，心气充沛血运宁，
脾主统血防外溢，肺朝百脉助心行。
肝主疏泄气机畅，肝主藏血血充盈，
贮藏血液调血量，防止逸出血脉宁。

要点解读

1. 血的生成

（1）来源

①水谷精微：血由营气和津液组成，营气化血，津液化血。

②肾精：肾精化血。

（2）相关脏腑

①脾胃：脾胃为气血生化之源，脾胃化生的水谷精微是血液生成的最基本物质。

②肝肾：精藏于肾，血藏于肝，精血互生互化。

③心肺：水谷精微经脾气升清上输至心肺，与肺吸入的清气相结合，通过心肺的气化作用化赤为血。

2. 血的运行

（1）影响血液运行的因素

①气：推动与固摄作用是保证血液正常运行的重要环节。

②脉道是否通畅。

③血液的状态：血液是否充盈、血液清浊及黏稠等状态。

④寒热温凉和病邪。

（2）相关脏腑

①心主血脉：心气充沛推动血液在脉管中正常循行。

②肺朝百脉：肺气可助心行血。

③肝主疏泄，肝主藏血：调畅气机，促进血液运行；肝贮藏血液，调节血量，防止出血。

④脾主统血：脾气统摄血液循其常道，而不逸出脉外。

第三节　津液

一、津液的概念与功能

速记歌诀

正常水液分泌物，总称津液体内储。
津质清稀易流动，体表血脉均散布，
液质稠厚难流动，脏腑骨节均渗注。
津偏滋润液濡养，脱液病危伤津枯，
津液入脉充血液，补充血量调浓度，
调节阴阳维平衡，通过汗尿排废物。

要点解读

1. 津液的概念

津液是机体内一切正常水液的总称，包括各脏腑组织器官的内在液体以及人体正常的分泌物。

①津：性质清稀，流动性大，布散于体表皮肤、肌肉和孔窍，并能渗注于血脉，侧重于滋润作用者，称为津。

②液：性质稠厚，流动性小，灌注于骨节、脏腑、脑髓等组织，侧重于濡养作用者，称为液。

2. 津液的功能

（1）滋润濡养脏腑组织

津以滋润作用为主，液以濡养作用为主。

①津：布散于体表、孔窍之津，使肌肉丰润，毛发光泽，官窍滋润，功能灵敏。伤津则皮毛、肌肤、孔窍失润而干燥。

②液：灌注于脏腑、骨节、脑髓之液，使脏腑得养，关节滑利，屈伸自如，骨骼坚强，脑髓充盈。脱液则骨节、脏腑、脑髓失养，病情危重。

（2）参与血液生成

水谷精微化生的津液渗入脉中，充养血脉，成为血液的重要组成部分。津液还有调节血液浓度的作用，当血液浓度增高时，津液就会渗入脉中稀释血液，并补充血量。血液充足，并濡养和滑利血脉，从而使血液环流不息。

（3）排泄代谢废物

津液在其自身的代谢过程中，能把机体的代谢产物或废物通过汗、尿等及时排出体外，以保证各脏腑组织器官正常的功能活动。

（4）调节阴阳平衡

津液作为阴精的一部分，对调节机体阴阳平衡起着重要作用。脏腑之阴的正常与否，与津液盛衰密不可分。

二、津液的代谢

速记歌诀

脾胃纳运津液协，大肠主津小肠液。
脾气散精主运化，布散津液输肢节，
肾主水液促气化，推动脏腑水代谢。
肺主通调助行水，滋养内外促排泄，
向外宣发出汗液，向下肃降生尿液。
气机调畅行津液，肝主疏泄来调节，
三焦决渎通水道，尿液贮排膀胱协，
呼气汗液和尿液，还有粪便共排泄。

要点解读

1. 津液的生成

①脾胃运纳：脾主运化，胃主受纳腐熟。

②小肠主液：泌别清浊，吸收水谷精微。

③大肠主津：吸收食物残渣中的水液。

2. 津液的输布

（1）脾气散精

脾主运化水液，吸收输布津液，将津液向四周布散。

（2）肾主水

肾有主持和调节人体津液代谢的作用。一方面，肾推动调节与水液代谢相关的脏腑的生理活动；另一方面，肾的气化作用对全身津液代谢有促进作用，推动和调节尿液的生成和排泄。

（3）肺主行水

肺主通调水道，肺通过宣发作用将津液向上向外布散，滋养肌肤、头面，并宣发卫气，形成汗液；肺通过肃降作用将津液向下向内布散，滋养脏腑组织，并将浊液下输膀胱，成为尿液生成之源。

（4）肝主疏泄，促进津液输布

肝主疏泄，气机调畅，气行则津布。

（5）三焦决渎

三焦具有疏通水道、运行水液的作用，是全身水液升降出入的通道。

3. 津液的排泄

（1）尿液

膀胱有贮藏水液、排泄尿液的作用。尿液为津液代谢的最终产物，也是津液排泄的最主要途径。

（2）汗液、呼气

汗液的排泄主要依赖于肺气宣发和卫气调节汗孔开合的作用，心在液为汗，汗液的排泄与心的生理功能密切相关。肺通过宣发呼出浊气的同时，也会带走部分水液。

（3）粪便

粪便含有一定水分，排泄过程中起润滑作用。

第四节　气血津液之间的关系

一、气与血之间的关系

速记歌诀

气为血液之帅督，化生运行与摄固，
营气入脉化为血，气化不足血脉枯。
心气肺气推血行，促进血畅需肝疏，

气统摄血脉中行，防止血从脉中出。
有形之血难速生，无形之气当急固，
血足气旺需濡养，血液为气之生母。
气赖血载达全身，气随血脱证危笃。

要点解读

1. 气为血之帅

（1）气能生血

具体体现在两个方面：一是指营气化血，营气与津液入脉化而为血；二是指气化是血液生成的动力。气旺则血充，气虚则血少。

（2）气能行血

血液运行有赖于心气、肺气的推动及肝气的疏泄调畅。气足、气行，则血行通畅。反之气虚、气滞则会导致血瘀。

（3）气能摄血

气具有统摄血液在脉中运行，防止其溢出脉外的功能。脾气亏虚，失于统摄，则见尿血、便血、崩漏等出血病证，此时治以补气摄血之法，方能达到止血目的。若大出血而见血脱之危证，则当急投大剂补气之品。《医宗金鉴》云："有形之血难以速生，无形之气所当急固。"

2. 血为气之母

（1）血能养气

气的充盛及其功能发挥离不开血的濡养。血足则气旺，血虚则气少。血虚患者常兼气虚表现，则宜气血双补。

（2）血能载气

气存于血中，血是气的载体，气有赖于血之运载而到达全身。气的活力很强，易于脱失，气必须依附于血和津液而不致散脱。大出血患者，气也常随之脱失，终致气随血脱之危证。故血脱之证仍以益气固脱为先。

二、气与津液之间的关系

速记歌诀

气推津生莫记错，津少滋阴补气佐，
气足津生运行畅，水停气滞互因果，
气能摄津防流失，补气固津防津夺。
津能养气供脏腑，津足气旺滋脉络，
有形之津运载气，津停气阻代谢弱，
大汗吐泻津液失，气亦随之大量脱。

要点解读

1. 气对津液的关系

（1）气能生津

津液的生成依赖于气的推动和气化作用。气足则津充，气虚则津亏。

（2）气能行津

津液的输布、排泄依赖气的推动和升降出入。气足、气行，则水液运行正常通畅。反之气虚、气滞则会导致津液输布、排泄障碍，形成水湿痰饮等病理产物，称为"气不行津"。津液停聚又可导致气机不利，则称为"水停气滞"，两者互为因果。临床上治疗水肿，益气与利水之法、行气与利水之法常常并用。

（3）气能摄津

气具有固摄津液，防止其无故流失的作用。肺卫之气司汗孔开合，固摄肌腠，对汗液进行调控；肾与膀胱之气固摄下窍，对尿液的形成和排泄进行管司；脾胃之气对涎、肠液的约束等，都是气对津液发挥其固摄作用的具体体现。若气虚固摄无力，可致多汗、多尿、尿频、遗尿、小便失禁或口角流涎等病证，这类病证临床常用补气固津之法进行治疗。

2. 津液对气的关系

（1）津能养气

由饮食水谷化生的津液，在载气的同时，还为气提供营养，以作为气发挥其功能的物质补充。而在津液输布过程中，受到各脏腑阳气蒸腾气化，津液则可化生为气以敷布于脏腑组织器官，发挥其滋养作用，从而促进脏腑组织器官的生理活动。可见，津足则气旺，津亏则气少。

（2）津能载气

是指津液也是气的载体之一。气无形而动，必须附着于有形之津液才能存在于体内。津液丢失过多，必定导致气的损耗，出现少气懒言、体倦乏力等气虚症状。当大汗、大吐、大泻等津液大量丢失时，气亦随之大量外脱，形成“气随津脱”之候。故有“吐下之余，定无完气”的说法。反之津液代谢障碍，水湿痰饮等有形之邪留滞体内，则可阻碍气机，形成“津停气阻”之候。

三、血与津液之间的关系

速记歌诀

水谷精微所化生，津液血液来源同，

津合营气入脉中，津血互生汗液从。
失血过多津液亏，妄用发汗病加重，
津液不足血亏少，破血耗血应慎用。

要点解读

1. 津血同源

是指津、血两者来源相近，都来源于脾胃化生的水谷精微。

2. 津血互生

津液不断渗入脉中，与营气相合，化为血液；脉内的血液，其液体成分渗于脉外便化为津液，此为“津血互生”，两者同盛同衰。津液还可化为汗液排出体外，故还有“血汗同源”之说。

3. 病理表现

（1）血液不足导致津液不足

若血液亏耗，尤其是失血过多时，脉中血少不能化为津液，反而引起脉外津液渗入血脉，以补充血液之不足，导致脉外津液不足而出现口渴、尿少、皮肤干燥等症状，此时不可妄用发汗之法治疗，以防津液与血液进一步耗竭导致恶性后果，故《灵枢·营卫生会》篇指出："夺血者无汗、夺汗者无血。"张仲景也告诫云"衄家不可发汗""亡血家不可发汗"。

（2）津液不足导致血液不足

若脾胃功能虚弱，或汗吐下太过，或严重烧烫伤时，脉外津液不足，不能进入脉内以补充化生血液，脉内津液成分反而渗出脉外以补充津液的亏耗，导致血液亏少，血液相对变稠而流行不畅，最终形成"津枯血燥"或"津亏血瘀"等病理变化，此时不可妄用破血、耗血之法，以防止血液和津液进一步耗伤，即"夺汗者无血"之意。

第五章　经络

第一节　经络系统概述

一、经络的概念及经络系统的组成

速记歌诀

人体经络行气血，联络沟通与贯通，
经者纵行为主干，数量较少对称从，
络者网状为分支，交错纵横似迷宫。
经络系统分为三，经脉络脉及连属，
经脉又含正奇别，十二正经是其主，
督任冲带阴阳维，阴跷阳跷奇经组，
别浮孙络为络脉，经筋皮部及脏腑，

连属部分含此三，前二外连后内属，
记牢概念与组成，为学经络打基础。

要点解读

1. 经络的基本概念

经络是经脉和络脉的统称，是运行全身气血、联络脏腑肢节、沟通内外、贯穿上下的通路。

经脉是经络系统中的主干线，数量较少，多为纵行，多呈直行。

络脉是经脉的分支，数量丰富，纵横交错，网络全身。

“经脉十二者，伏行分肉之间，深而不见。”

“诸脉之浮而常见者，皆络脉也。”

2. 经络系统的组成

（1）经脉

①十二经脉（正经）

手三阴经：手太阴肺经、手厥阴心包经、手少阴心经。

手三阳经：手阳明大肠经、手少阳三焦经、手太阳小肠经。

足三阴经：足太阴脾经、足厥阴肝经、足少阴肾经。

足三阳经：足阳明胃经、足少阳胆经、足太阳膀胱经。

②奇经八脉（奇经）：督脉、任脉、冲脉、带脉、阳维脉、阴维脉、阴跷脉、阳跷脉。

③十二经别（经别）：从十二经脉别行分出的重要支脉。

（2）络脉

①别络：从十二经脉、任脉、督脉各自别行分出的络脉，加脾之大络，共十五别络。

②浮络：浮现于人体浅表部位的络脉。

③孙络：最细小的络脉。

（3）连属部分——经络与机体相连的组织结构。

①外连

➢ 十二经筋：十二经脉之气结、聚、散、络于筋肉、关节的体系。

➢ 十二皮部：十二经脉及其所属络脉在体表的分区。

②内属

五脏六腑：十二经络所属络者。

二、经络的生理功能

速记歌诀

经络功能四主要，联系紧密沟通强，
二是运行气与血，灌注脏腑供营养，
三是感应与传导，酸麻胀痛为现象，
调节平衡为第四，此种作用为双向。

要点解读

1. 沟通联系作用

（1）脏腑与肌表肢节的联系

①经络循行，联系全身脏腑。

②交接交会，丰富联系路径。

③奇经、经别、连属部分、络脉补充器官联系。

（2）脏腑与官窍之间的联系

经络在循行分布过程中经过或交会于目舌口鼻耳及前后二阴等官窍。

（3）脏腑之间的联系

①表里两经构成脏腑表里相合的关系。

②某些经脉可联系多个脏腑。

③奇经八脉加强脏腑间的联系。

（4）经络之间的联系

①十二经脉首尾相接，如环无端，相互交叉交会。

②奇经八脉之间相互联系。

③经络系统其他组成成分保障经络间的广泛联系。

2. 运行气血作用

（1）经络是气血运行的主要通道。

（2）经络运行气血的主要方式

①十二经脉将气血输送到较大的区域。

②络脉将气血输送到更细微的部分。

3. 感应传导作用

（1）经络是人体信息传递的载体。

（2）经络感传具有双向性。

4. 调节平衡作用

（1）腧穴是经络发挥调节作用的重要节点。

（2）是一种良性的双向调整作用。

第二节　经脉

一、十二经脉

速记歌诀

十二经脉分阴阳，名称记忆有良方，
手足阴阳脏腑搭，足行下肢手走上，
三阳属腑三阴脏，内侧属阴外为阳。
手足太阴肺与脾，阳明大肠胃当详，
厥阴肝经心包经，少阳三焦胆勿忘，
手足少阴心与肾，太阳小肠与膀胱。
正经走向交接环，皆循规矩非杂乱，
手三阴经胸走手，手三阳经手走头，
足三阳经头走足，足三阴经足走腹。
表里阴阳交四末，手足阴经胸腹见，
最后头部汇诸阳，同名手足交头面。

经脉循行自有参，前中后缘四肢展，

内属阴分太厥少，外少阳明太阳伴。
小腿内踝上八寸，太阴厥阴位互换，
头部且分前后侧，手太阳经阳明前，
足太阳行后顶枕，手足少阳走侧面。
躯干手阴胸向腋，肩部肩胛手阳填，
足三阴与阳明前，太阳背后少阳边。

经脉气血阴阳贯，以手太阴为开端，
肺大胃脾心小肠，胱肾包焦胆肝襄，
经足厥阴复返肺，往复不休而循环。

通过经别与别络，十二经脉表里联，
肺大包焦两两合，心小脾胃两相伴，
肝胆肾胱相表里，阳表阴里六对现。

要点解读

1. 命名

主要运用阴阳三分法，依据其循行手足内外所属脏腑而得名。

（1）十二经脉名称各部分的含义（表 5–1）

表 5–1　十二经脉名称各部分的含义

手足	手经	主要循行于上肢
	足经	主要循行于下肢
阴阳	阴经	循行于四肢内侧面
	阳经	循行于四肢外侧面
脏腑		阴经属脏
		阳经属腑

（2）十二经脉名称（表 5–2）

表 5–2　十二经脉名称

手足阴经	经脉名称		手足阳经
手三阴经	手太阴肺经 手厥阴心包经 手少阴心经	手阳明大肠经 手少阳三焦经 手太阳小肠经	手三阳经
足三阴经	足太阴脾经 足厥阴肝经 足少阴肾经	足阳明胃经 足少阳胆经 足太阳膀胱经	足三阳经

2. 走向与交接规律——“阴阳相贯，如环无端”

（1）走向

①手三阴经从内脏循行到手。

②手三阳经从手循行到头。

③足三阴经从头循行到足。

④足三阳经从足循行到胸部腹部。

（2）交接规律

①相为表里的手经交接于手。

②同名手足阳经交接于头——头为“诸阳之会”。

③相为表里的足经交接于足。

④异名手足阴经交接于胸。

3. 分布规律

（1）头面部（表 5–3）

表 5–3　十二经脉头面部分布规律

部位		经脉分布
前面	面额部	手足阳明经
	面颊部	手太阳经
侧面	耳颞部	手足少阳经
后面	头顶、枕项部	足太阳经

（2）躯干部（表 5–4）

表 5–4　十二经脉躯干部分布规律

部位		经脉分布		
		第一侧线	第二侧线	第三侧线
前面	胸部	足少阴肾经	足阳明胃经	足太阴脾经
	腹部			足太阴脾经、足厥阴肝经

续表

部位		经脉分布		
		第一侧线	第二侧线	第三侧线
后面	背、腰部	足太阳膀胱经		
	肩胛部	手三阳经		
侧面	腋下	手三阴经		
	胁、侧腹	足少阳胆经、足厥阴肝经		

（3）四肢部（表 5–5）

表 5–5　十二经脉四肢部分布规律

部位		经脉分布	
		内侧面	外侧面
上肢	前线	手太阴肺经	手阳明大肠经
	中线	手厥阴心包经	手少阳三焦经
	后线	手少阴心经	手太阳小肠经
下肢	前线	足太阴脾经*	足阳明胃经
	中线	足厥阴肝经*	足少阳胆经
	后线	足少阴肾经	足太阳膀胱经

* 在小腿下半部和足背部，肝经在前，脾经居中。至内踝上 8 寸处交叉之后，脾经在前，肝经居中。

4. 流注次序

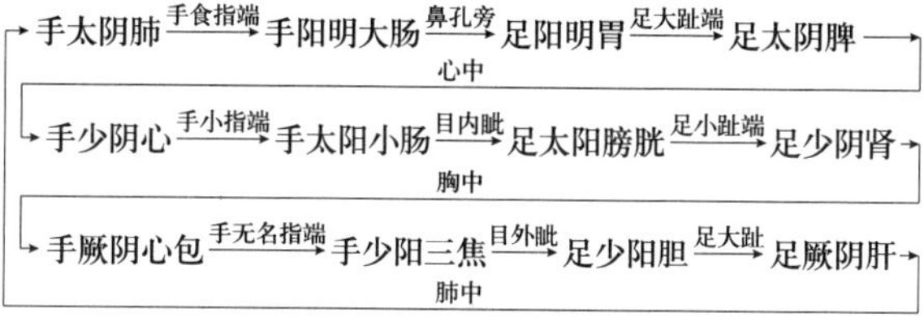

图 5-1 十二经脉流注次序

5. 表里关系

十二经脉通过各自的经别和别络相互联系相互络属，构成六对“表里相合”关系（表 5–6）。

表 5–6 十二经脉表里关系

阴经为里	阳经为表
手太阴肺经	手阳明大肠经
手少阴心经	手太阳小肠经
手厥阴心包经	手少阳三焦经
足太阴脾经	足阳明胃经
足少阴肾经	足太阳膀胱经
足厥阴肝经	足少阳胆经

二、奇经八脉

速记歌诀

奇经八脉即奇经，亦是经脉之组成，
督任冲带阴阳维，阴跷阳跷之合称。
奇经联系十二经，调畅气血恒运行，
肝肾脑髓与胞宫，与其紧联功能兴。

一源三歧督任冲，同起胞中相呼应，
督脉向上行背中，阳脉之海名称定，
任主胞胎前正中，阴脉之海声名鼎，
十二经海当冲脉，女子生殖血海名。
带脉主司女带下，绕腰一周束纵经。
阴维阳维司联络，维系全身阴阳经，
下肢运动阴阳跷，眼睑开阖目常清。

要点解读

1. 基本概念

奇经八脉是督脉、任脉、冲脉、带脉、阴维脉、阳维脉、阴跷脉、阳跷脉的合称，是经络系统的重要组成部分。

2. 循行特点

（1）分布不如十二正经规则。

（2）不循行于上肢。

（3）无表里关系。

奇经八脉与脏腑没有直接的属络关系（督脉属肾除外），彼此之间也无表里相合关系。

3. 主要功能

（1）总述

①加强十二经脉之间的联系

集中式、多点式与十二经脉相交会。

②调节十二经脉气血——十二经脉为“沟渠”，奇经八脉为“湖泽”

十二经脉气血有余，输送给奇经八脉为其贮存。

十二经脉气血不足，从奇经八脉调取补齐不足。

③与肝、肾、脑、髓、女子胞等脏腑关系密切

督脉、任脉、冲脉皆起于胞中，均能调节女子胞生理功能，称为“一源三歧”。

督脉“入颅络脑”“行脊中”以及“络肾”。

（2）分述

①督脉：行于背部正中线

➢ 调节阳经气血——“阳脉之海”

➢ 反映脑、髓、肾的功能

②任脉：行于腹部正中线

➢ 调节阴经气血——“阴脉之海”

➢ 与女子经孕关系密切——“任主胞胎”

③冲脉

➢ 调节十二经气血——“十二经脉之海”“五脏六腑之海”

➢ 调节女子生殖功能——“十二经脉之海”“血海”

④带脉：绕腰腹一周，是唯一的横行经脉

➢ 约束纵行诸经

➢ 主司妇女带下

⑤阴维脉和阳维脉

➢ 维系联络全身阴经或阳经的作用

⑥阴跷脉和阳跷脉

➢ 主司下肢运动

➢ 司眼睑开阖

三、经别

速记歌诀

别行正经经别赋，离合出入联系固，
表里两经体内联，紧系正经头面部，
加强足经向心途，主治得扩之基础。

要点解读

1. 基本概念

（1）经别是别行的正经，是从十二经脉别行分出，循行于胸腔、腹腔及头部的重要支脉。

（2）十二经别的循行分布特点可用“离、入、出、合”来概括。

①离：十二经别多从十二经脉的四肢部位别出。

②入：向心性深入胸腹腔与相关脏腑联系。

③出：再浅出体表而上头面部。

④合：阴经的经别合于相表里的阳经经别，该阳经经别再合于本阳经。

2. 功能

（1）加强了十二经脉表里两经在体内的联系

①深入体腔，表里两经经别并列而行。

②浅出体表，阴经经别合如阳经经别，阳经经别回归汇入体表阳经。

③深入胸腹腔，大多数经别循行于本经所属脏腑，尤其是阳经经别。

（2）加强了十二经脉和头面部的联系

十二经别均上达头面部。

（3）加强了体表和体内、四肢与躯干的向心性联系

从四肢部别出，深入体腔后呈向心性循行，为体外、四肢建立了向心式联系通路。

（4）加强了足三阴、足三阳经脉与心的联系

增强腹腔内表里脏腑的联系、腹腔内脏腑与心的联系。

（5）扩大了十二经脉的主治范围

丰富了十二经脉的循行联络路径，扩大了十二经脉的分布领域，加强了十二经脉间的联系，扩大了十二经脉的主治范围。

第三节 络脉

速记歌诀

别络孙络与浮络，组成络脉共此三。
最大分支乃别络，正经任督加脾全，
表里两经体表联，统率他络系三面。
浮络浮而体表现，网状扩散气血灌，
最细小者乃孙络，无处不至联系泛。

要点解读

1. 别络

（1）概念

①别络是从经脉分出的最大络脉分支，以别出位置的络穴命名。

②人体共有十五别络，即十二经脉各一别络，加之任、督二脉的别络和脾之大络。

（2）功能

①加强了十二经脉表里两经在体表的联系。

②加强了人体前、后、侧面的整体联系，统率其他络脉。

③渗灌气血以濡养全身。

（3）循行

均从络穴分出。

2. 浮络

（1）概念

别络分出的分布在人体皮肤表面“浮而常见”的络脉。

（2）功能

①将气血广布肌表皮肤以营养濡润肌肤。

②使肌表皮肤发挥防御外邪的屏障作用和内外沟通信息的使者作用。

3. 孙络

（1）概念

孙络是最细小的络脉。

（2）功能

将气血渗灌到机体各个角落，形成纵横交错的无处不到的网状系统。

第四节　经筋与皮部

一、经筋的概念与功能

速记歌诀

十二经筋乃经气，结聚散落之部位，
联络百骸司运动，脏腑组织受保卫。

要点解读

1. 概念

经筋是十二经脉之气结、聚、散、络于筋肉、关节的体系，具有控制骨骼、屈伸关节的概念，又称“十二经筋”。

2. 功能

（1）控制骨骼，主持关节运动。

（2）保护作用。

3. 循行

十二经筋的分布，与其各自本经经脉在体表的分布基本是相同的，但走向不尽相同，多呈向心性循行。

二、皮部的概念与功能

速记歌诀

体表分区为皮部，经气外达与散布，
防御外邪卫机体，内在脏腑表达处。

要点解读

1. 概念

皮部是十二经脉及其所属络脉在体表的分区，亦是经气外达布散的区域，具有保卫机体、防御外邪的功能，又称“十二皮部”。

2. 功能

防御作用：皮部是人体抗御外邪的最外屏障，也是人体内在脏腑表达变化的部位。

3. 循行

人体体表皮肤被十二经脉所掌控，也就被分为 12 个区域，每一条经脉在皮肤表面的分区即是该经脉的皮部。

第五节　经络学说在中医学中的具体运用

一、阐释病理变化

速记歌诀

外邪入侵经络深，由表及里传脏腑，
皮毛孙络经脉连，五脏六腑病邪侵。
脏腑病变显于外，经络传递病理信，
原出十二脏腑病，信息输出显病情。
脏腑病变互传变，经络循行是途径，
表里脏腑所过处，虚弱脏腑亦受侵。

要点解读

（1）外邪通过经络由表及里、由浅入深地传变，波及脏腑。

（2）脏腑病变通过经络反映于外，通过经络传递病理信息。

（3）脏腑病变可循经传变至其他脏腑，包括传于表里脏腑、所过脏腑和虚弱脏腑等情况。

二、指导临床诊断

速记歌诀

腧穴诊断疾病根，穴位脏腑经络明，
循经诊断疾病本，经络分布属络定，
分经诊断疾病准，病变部位归经行。

要点解读

（1）腧穴诊断

通过观察和按压某些腧穴来诊断疾病，这些腧穴是脏腑经络之气最浓密的部位，能反映内在脏腑病变。

（2）循经诊断

根据疾病的症状和体征，结合经络循行分布及其属络脏腑进行诊断。

（3）分经诊断

根据病变部位，结合经络循行分布对疾病进行归经诊断。

三、指导疾病治疗

速记歌诀

归经理论显神奇，药物亲和病自离，
疾病治疗有妙招，针灸推拿气功疗。
经络学说作用大，解释机制指导高，
经络遍布身内外，沟通上下气血调，
针灸选穴有原则，推拿施术依据牢。

要点解读

1. 指导临床用药

归经理论是药物对特定经络或经络组合有特殊的亲和力，从而对相应部位的病变发挥主要治疗作用。

2. 指导疾病治疗

经络学说与针灸推拿气功疗法关系密切，能够解释其作用机制并指导其临床实践。

（1）经络遍布全身，具有沟通内外上下、运行气血、感应传递信息、调节机体平衡的作用。针灸推拿在外部或局部施加刺激，能够调整机体内部、远处和整体的功能。

（2）针灸治病的靶点是穴位，穴位分别归属各经脉，而各经脉又分别连接各脏腑，决定了针灸选穴的基本原则。

（3）经络的循行分布、与脏腑的隶属关系和主治特点也是决定推拿施术部位和采用手法类别、用力程度的重要依据。

四、指导养生保健

速记歌诀

经络理论指导好，针灸推拿养生保。
调理阴阳和气血，经络通畅脏腑调。

要点解读

（1）针灸通过刺激人体经络上的相关腧穴，调和阴阳，使气血流畅，可增强机体的调节能力和抗病能力。

（2）中医临床的保健灸法也有和气血、调经络、养脏腑、延年益寿的作用。

（3）推拿运用于防病、治病、健身益寿也有悠久的历史，通过推拿相应的经络腧穴，可以调节脏腑气血，增强五脏的生理功能。

第六章　禀赋与体质

第一节　禀赋

一、禀赋的概念和形成

速记歌诀

禀赋形成由父母，生殖之精是基础，
胎孕环境有影响，固有特性较稳固。

要点解读

（1）先天禀赋是指子代出生以前在母体内禀受的一切，主要取决于父母，父母生殖之精的盈亏盛衰影响着子代禀赋的厚薄强弱。

（2）禀赋的形成取决于父母的生殖之精，父母之精气是构成生命个体的物质基础，人生坠地禀赋即定。

（3）禀赋是在父母生殖之精的基础上及胎孕期间内外环境的影响下，子代所形成的在形态结构、生理功能、心理状态等方面综合的相对稳定的固有特性。

二、禀赋与先后天之本的关系

速记歌诀

禀赋强盛先天足，所赖之精源父母，
先天之精肾中主，还靠脾胃后天补。

要点解读

（1）禀赋强盛，称之为先天充足；禀赋虚弱则属先天不足。

（2）先天之本中之先天之精主要源自父母的生殖之精，如果父母生殖之精充盛，则禀赋强盛，先天之精也强盛；父母生殖之精虚衰，则禀赋不足，先天之精也不足。

（3）肾中所藏之精以先天之精为主，后天之精为辅。

只有当先天之精充盛，肾脏生理功能才最健康。

（4）后天之本是指脾胃，禀赋强盛，则后天之本强盛；禀赋虚弱，则后天之本虚弱。脾胃中所藏之精以后天之精为主，先天之精为辅。

三、禀赋与疾病发生发展的关系

速记歌诀

禀赋强盛功能旺，不易发病病易愈，
禀赋虚弱身体虚，易病易传且难愈。

要点解读

（1）禀赋强盛，则机体功能旺盛，不易发病，即使发病，不易传变，或发病易愈。

（2）禀赋虚弱，则机体功能低下，易于发病，容易传变，或发病难愈。

第二节　体质

一、体质的概念与分类

速记歌诀

体质包含形与神，不同个体存差异，
构成三方皆考虑，形态生理及心理，
先天禀受后天养，形神合一要牢记。

要点解读

（1）人体正常生命活动是形与神的协调统一，所以体质包含了形、神两方面的内容。体质由形态结构、生理功能和心理特征三个方面构成，不同个体存在差异性。

（2）体质禀受于先天，调养于后天。

（3）形神合一是体质的基本特点之一，体质特点包括个体差异性、群体趋同性、相对稳定性、特征连续性、动态可变性、类型倾向性、形神一体性、后天可调性等方面。

二、影响体质的因素

速记歌诀

体质强弱皆可易，先天后天共决议，
先天禀赋是基础，相对稳定且特异，
后天因素涵盖多，精神情志与劳逸，
膳食营养加起居，自然社会环境齐。

要点解读

（1）体质秉承于先天，得养于后天。

（2）先天因素是体质形成的基础，是人体体质强弱的前提条件，决定着体质的相对稳定性和个体体质的特异性。

（3）后天因素包括膳食营养、生活起居、劳逸、精神情志，自然环境，社会环境。

第七章　病因

第一节　病因的概念与分类

速记歌诀

发病原因为病因，审证求因要牢记。
外感源于自然界，分为六淫和疠气，
内伤其一为七情，再有饮食与劳逸，
病理产物三类齐，瘀血痰饮与结石。

要点解读

1. 病因的概念

病因是导致人体发生疾病的原因。又称为病邪、致病因素等。

2. 病因的分类

（1）外感病因

定义：来源于自然界，多从肌表、口鼻入侵人体，导致发生外感病的致病因素。

种类：**六淫**、**疠气**等。

（2）内伤病因

定义：由于人的情志、饮食、劳逸等异常，导致气血津液失调、脏腑功能失常的致病因素。

种类：**七情内伤**、**饮食失宜**、**劳逸失度**等。

（3）病理产物性病因

定义：继发于其他病理过程而形成的致病因素。

种类：**痰饮**、**瘀血**、**结石**等。

（4）其他病因：**外伤**、**诸虫**、**毒邪**、**药邪**、**医过**、**胎传**等。

3. 探求病因的方法

审证求因，又称**辨证求因**。即以临床表现为依据，探求引起疾病或证候的原因，并由此认识疾病的病理过程，为治疗用药提供依据的方法。

第二节　外感病因

一、六淫的概念、性质和致病特点

速记歌诀

风火暑湿燥与寒，六种邪气系外感，
致病共有五特点，外地季节相兼转。

风邪

风属阳邪阳位袭，轻扬开泄于腠理，
善行病位多游移，数变无常发病急，
主动抽搐目直视，百病之长特点齐。

寒邪

寒为阴邪损阳气，阳气不敌寒象起，
寒性凝滞伸不利，气血不通冷痛袭，
收引气机腠理闭，经脉遇寒致挛急。

湿邪

湿邪有形阻气机，属阴耗阳易犯脾，
湿性重浊致着痹，排泄分泌秽浊袭，

其性黏滞两方面，症状病程缠绵弥，
湿性趋下袭阴位，一般下肢先伤及。

燥邪

燥邪干涩津液耗，机体失润肤粗糙，
肺为娇脏鼻为窍，燥为秋气肺难逃。

火邪

火邪炎上头面扰，伤津耗气阴液少，
生风动血扰心神，血聚局部疮疡冒。

暑邪

暑邪无内仅外感，夏至以后立秋前，
暑为阳邪性炎热，上头扰心症状见，
其性升散泄腠理，伤津耗气两虚伴，
暑季多雨故夹湿，临床暑热湿症兼。

要点解读

1. 六淫的概念

六淫是**风、寒、暑、湿、燥、火（热）**六种外感病邪的总称。

2. 六淫产生原理

（1）气候变化异常

与常年气候相比，出现六气的太过或不及，超过人体的调节能力。

（2）人体正气不足

当气候变化异常时，若人体正气强盛就不会发病，此时异常的气候对机体来讲仍属六气而非六淫；若气候变化正常，而人体正气虚衰，六气对人体来讲就是六淫，致人发病。

六淫的产生与自然界气候异常变化和人体正气强弱状况相关。

3. 六淫的共同致病特点

①外感性：多从肌表和口鼻侵入人体，初始多为表证。

②季节性：有明显季节特点，又称时令病。

③地域性：与居住地区，工作生活环境密切相关。

④相兼性：可单独侵袭，也可多种同时侵袭。

⑤转化性：致病后，在一定条件下，其证候可发生转化。

4. 六淫各自的性质和致病

（1）风邪

凡致病具有风之**轻扬开泄**、**善动不居**特性的外邪，称为风邪。

风为春令主气，但终岁常在，四时常见。

①风为阳邪，轻扬开泄，易袭阳位：风有升散开泄、向上向外的特性；容易使腠理疏泄，汗孔张开，表现为汗出、恶风等症；轻扬上浮，易袭头面部等阳位。

②风性善行而数变：风邪致病，**病位游移不定**，是为“善行”，风邪偏盛易见“**行痹**”；发病急骤、变化无常，**传变快**，是为“数变”。

③风性主动：**临床表现**的症状具有动摇不定的特点。如抽搐、角弓反张、眩晕等。

④风为百病之长：风邪是六淫之首，是外感病邪的**主要致病因素**。风邪主动，易于侵袭体表而使他邪乘虚而入，为外邪致病的先导，**能全兼五气**。

（2）寒邪

凡致病具有寒冷、凝结、收引特性的外邪，称为寒邪。

寒为**冬季**主气。寒邪侵袭肌表，阻遏卫阳，是为

“**伤寒**”；寒邪直中于里，伤及脏腑阳气，是为“**中寒**”。

①寒为阴邪，易伤阳气。

②寒性凝滞：疼痛是寒邪为病的主要临床表现，特点为**冷痛**，得温则减，遇寒加剧，寒气盛者为“**痛痹**”。

③寒性收引：寒邪侵袭人体可表现为**气机收敛**，**腠理闭塞**；**经络筋脉收缩挛急**。

（3）湿邪

凡致病具有水湿之重浊、黏滞、趋下特性的外邪称为湿邪。

湿为长夏主气。

①湿为阴邪，易阻滞气机，损伤阳气：湿为有形之邪，湿邪侵袭人体，**常停滞于脏腑经络**，易阻滞气机；脾喜燥而恶湿，湿邪**最易困阻脾阳**。

②湿性重浊：湿邪致病，症状上具有**沉重**的特点，湿气胜为“**着痹**”；湿邪为病，其排泄物和分泌物具有**秽浊不清**的特点。

③湿性黏滞：主要表现在两方面。一为**症状**具有黏滞性；二为**病程**的缠绵性，病程较长。

④湿性趋下，易袭阴位：湿性类水，具有趋下的特性，湿邪致病**易伤及人体下部**。

（4）燥邪

凡致病具有干涩、收敛、清肃特性的外邪称为燥邪。

燥为秋天的主气，首先犯肺。

①燥性干涩，易伤津液：易出现各种干燥失润，涩滞不利的症状。

②燥易伤肺：秋气通于肺，而肺为娇脏，开窍于鼻，外合皮毛，而燥邪常自口鼻入，故燥邪最易伤肺。

（5）火（热）邪

凡具有火之炎热、升腾特性的外邪称为火热之邪

火、热、温邪均属阳邪，三者致病炎热程度有所不同，一般认为“温为热之渐，火为热之极”。

①火（热）为阳邪，其性炎上：火热伤人，阳气病理性亢盛，临床表现为高热、面赤、脉洪数等一派阳热亢盛的症状；其侵犯人体多表现在上部，尤以**头面部**最为多见。

②火（热）易伤津耗气：火易伤津主要表现在两方面，一方面热邪蒸迫津液外泄伤津；另一方面热邪可以直接消灼阴津。火易耗气主要是因为一方面壮火食气，另一方面气随津泄。

③火（热）易生风动血：火（热）之邪侵犯人体，

燔灼肝经，耗竭肝阴肝血，肝筋失于濡养，进而肝风内动，又名“**热极生风**”；火热之邪可**迫血妄行**，易于引起各种**出血**的病证。

④火（热）易扰心神：心属火，火（热）性躁动，与心相应，心主血脉而藏神，故火（热）之邪尤易影响心神。

⑤火（热）易致疮疡：火热聚结于局部，腐肉成脓，发为痈肿疮疡，局部以红肿热痛为特征。

（6）暑邪

凡夏至以后，立秋以前，致病具有炎热、升散特性的火热外邪，称为暑邪。具有明显的致病性，暑病只发生在**夏至之后**，只有**外感**，而**无内生**。

①暑为阳邪，其性炎热。

②暑性升散，易扰头目心神，伤津耗气：暑性**上升**，易上扰头目心神，可见头昏、目眩、面赤、心烦不宁，重者突然昏倒，不省人事；暑性**主散**，可致腠理开泄而大汗，进而伤津。

③暑多夹湿：暑季炎热多雨潮湿，暑热湿气弥漫，故暑邪**易夹湿邪**侵犯人体。故临床上除发热、烦渴、大汗等暑热症状外，还有四肢困倦、胸闷呕吐、大便溏泄不爽等湿阻症状。

二、疠气的概念和致病特点

速记歌诀

疠气强烈传染性，致病力强易流行，
一气一病相似症，急骤发病危病情。

要点解读

1. 疠气的基本概念

疠气是一类具有**强烈传染性、致病性和流行性**的外感邪气。

2. 疠气的致病特点

（1）**传染性强，易于流行**。

（2）**发病急骤，病情危笃**。

（3）**一气一病，症状相似**。

3. 影响疠气产生的因素

（1）气候反常。

（2）环境污染和饮食不洁。

（3）预防和隔离工作不力。

（4）社会因素。

第三节　内伤病因

一、七情内伤的概念和致病特点

速记歌诀

喜怒忧思悲恐惊，七情伤脏气不宁，
恐下思结悲气消，怒上喜缓乱因惊，
消极悲观病势重，积极乐观病情轻。

要点解读

1. 内伤病因

是指由于人的情志、饮食、劳逸等异常，导致**气血津液失调，脏腑功能失常**的致病因素。主要包括**七情内伤、饮食失宜、劳逸失度**等。

2. 七情

指**喜、怒、忧、思、悲、恐、惊**七种**正常**的情志活动，是人的精神意识对客观外界事物的反应，一般**不会使人得病**。

3. 七情内伤

（1）基本概念

七情过于**突然、强烈或持久**引起脏腑气机失调而导致疾病发生的常见致病因素。

（2）发生条件

突然、强烈或持久，超出人体适应的范围；同时与个体的心理特征、生理状态密切相关。

（3）七情与内脏气血的关系

情志活动以**脏腑精气**为物质基础，故七情与内脏关系密切。五脏藏精，精化为气，气化为神。五脏精气的盛衰、气血运行的通畅，在情志产生过程中发挥着重要的作用。如“肝气虚则恐，实则怒”“心气虚则悲，实则笑不休”“血有余则怒，血不足则恐”。

（4）七情内伤的致病特点

①直接伤及脏腑

七情与内脏气血的关系密切，七情过激，或持久刺激可直接伤及相应脏腑，影响脏腑功能而产生相应的病理变化。故怒伤肝（两胁胀痛，善太息，咽中异物感，痛经闭经等），喜伤心（心神不宁，心悸、失眠、健忘甚至精神失常等），思伤脾（食欲不振，脘腹胀满，大便溏泄等），悲忧伤肺（咳嗽、胸闷、气短、乏力等），惊恐伤肾（滑精，二便失禁等）。

心藏神，为五脏六腑之大主，心神是生命的主宰，故七情过激伤人发病，首先作用于心神，产生异常的情志反应和精神状态。肝藏血而主疏泄，调畅气机，促进和调节气血的运行，因而肝在调节情志活动、保持心情舒畅方面，发挥着重要作用；脾为气血生化之源，藏营而舍意，在志为思，思虑、记忆等精神活动皆与脾密切相关，故七情内伤还易伤及肝、脾二脏。

②影响脏腑气机

怒则气上：指过度愤怒可使肝气疏泄太过而上冲，血随气逆，并走于上，可见面红目赤、头痛头晕、耳鸣，甚至呕血或昏厥猝倒等。除此之外，临床常见肝气横逆犯脾，可见腹痛、腹泻等。

喜则气缓：指过度喜乐，可使心气涣散，神不守舍。临床可见乏力、懈怠、精神不能集中，乃至心悸、失神，甚则狂乱等。

悲则气消：指过度悲伤可使肺气耗伤，意志消沉，可见气短胸闷、精神萎靡不振、乏力懒言等症。

恐则气下：指过度恐惧，可使肾气不固，气陷于下，可见二便失禁；或恐惧不解则伤精，发生骨酸痿厥、遗精等症。

惊则气乱：指突然受惊，可使心无所倚，神无所归，虑无所定，惊慌失措。可见心悸、失眠、心烦、气短，甚则精神错乱等。

思则气结：指思虑劳神过度，可伤神损脾使气机郁结、运化失职。可见精神萎靡、反应迟钝、不思饮食、腹胀纳呆、便溏等症状。

③影响病情变化

情绪积极乐观，七情反应适当，当怒时怒而不过，当悲时悲而不消沉，有利于病情的好转乃至痊愈。反之情绪消沉、悲观失望，或七情异常波动，可使病情加重或急剧恶化。

二、饮食失宜的概念和致病特点

速记歌诀

饮食失宜要牢记，不节不洁偏嗜齐，
不节又分饱与饥，食不规律病易袭。

要点解读

1. 饮食失宜的概念

主要分为饮食不节，饮食不洁，饮食偏嗜。

（1）饮食不节

饮食不节分为过饥、过饱和饮食不规律。

（2）饮食不洁

（3）饮食偏嗜

①寒热偏嗜：若偏食生冷寒凉之品易损伤脾胃阳气，导致脾胃虚寒，运化功能失常，寒湿内生，可见腹痛、泄泻等。若偏食辛温干燥燥热饮食，易使肠胃积热，可见口渴、口臭、腹满胀痛、便秘或痔疮等。

②五味偏嗜：五味指酸、苦、甘、辛、咸。五味与五脏相对应，若长期偏嗜某种性味的食物，就会导致相应脏腑的**脏气偏盛**，从而引发疾病。同时五味偏嗜不仅可直接引起本脏病变，还可**影响脏腑之间的关系**，引发多种病变。如多食咸味，会使血脉凝滞，面色失去光泽；多食苦味，会使皮肤枯槁少津，汗毛脱落；多食辛味，会使筋脉拘急而爪甲枯槁；多食酸味，会使皮肉坚厚皱缩，口唇干薄而掀起；多食甘味，会使骨骼疼痛而头发脱落。

③种类偏嗜：人的膳食结构应以谷、肉、果、菜齐全，且以**谷类为主，肉类为辅，蔬菜为充，水果为助**。种类偏嗜最常见的为偏嗜酒浆和偏嗜肥甘。偏嗜酒浆可损伤肝脾，久易聚湿、生痰、化热而致病，甚至变生癥

积。偏嗜肥甘可损伤脾胃，聚湿生痰，化热化火，易发消化不良，易患胸痹、肥胖、痈肿疮疡、痔疮下血等病，甚则动风，易发半身偏枯等。

2. 饮食失宜的致病特点

以饮食失宜为病因的疾病**病位多在脾胃**。饮食物的消化吸收主要依赖脾胃的纳运功能，故饮食所伤常影响脾胃功能，升降功能失常则消化功能障碍，或为宿食积滞，或能聚湿生痰、化热，亦可累及他脏。而大病之后余邪未尽，脾胃虚弱，可因伤食复发。

三、劳逸失度的概念和致病特点

速记歌诀

劳逸失度远平安，过劳过逸各一半，
劳力劳神和房劳，体力脑力过逸诠。

要点解读

1. 劳逸失度的概念

（1）过劳，指过度劳累，包括劳力过度、劳神过度和房劳过度三个方面。

①劳力过度：又称“**形劳**”，指较长时间繁重的体力劳作，耗气伤形，积劳成疾。劳力致病主要表现为：一是劳力太过而耗气，损伤内脏精气，致使脏气虚少，功能减退，可见少气懒言、体倦神疲、喘息汗出、形体消瘦等。二是劳力过度还可致筋骨损伤，出现肢体的肿痛、功能受限等。

②劳神过度：又称“**心劳**”，指长期思虑太过，劳伤心脾，积劳成疾，以致心神失养而心悸、健忘、失眠、多梦；脾失健运而纳少、腹胀、便溏、消瘦等。

③房劳过度：又称“**肾劳**”，指性生活不节，房事过度等，耗伤肾精、肾气而致病。可见腰膝酸软、眩晕耳鸣、精神萎靡、性功能减退，男子早泄甚或阳痿，女子月经失调等。房劳过度也是导致早衰的重要原因。

（2）过逸，指过度安逸，包括**体力过逸和脑力过逸**两个方面。

①若过度安逸或长期卧床，则阳气不振、正气不足，可见动则心悸、气喘汗出等，或抗病能力弱，易感外邪。

②长期用脑过少，诸事无所用心者，可致神气衰弱，表现为精神不振、反应迟钝，甚至痴呆等。

2. 劳逸失度的致病特点

劳逸结合，本质为阴阳协调平衡、动静结合，动以养形，静以养神。适当劳作与休息，方能形神俱养，有助于气血流通、阴阳平和，有利于身体健康。劳逸失度，体现在过劳和过逸两方面。劳力过度，则损伤筋骨，导致骨质增生，腰肌劳损；劳神过度，则损伤心脾，心血虚耗，脾失健运；房劳过度，则损伤肾精，出现早衰，生殖功能障碍。过逸则气血不行，脏腑虚弱，可形成痰湿、瘀血等病理产物。

第四节　病理产物性病因

一、痰饮的概念、形成原因和致病特点

速记歌诀

浊者为痰清为饮，代谢障碍为成因，
致病广泛病程长，气血津停蒙心神。

要点解读

1. 病理产物性病因

因其继发于其他病理过程而产生，具有**病理产物和**

致病因素的双重特点，故又称“病理产物病因”，主要包括痰饮、瘀血、结石等。

2. 痰饮的基本概念

是指**机体水液代谢障碍**所形成的病理产物，较稠者为痰，较清稀者为饮，属于继发性病因之一。其中痰可分为有形之痰和无形之痰：有形之痰指视之可见、闻之有声或触之可及之痰，如咳嗽吐痰、喉中痰鸣等；无形之痰是指只见其征象，不见其形质之痰，如眩晕、癫狂等。

痰、饮、水、湿同源而异流，均为人体津液代谢失常而形成的一种病理产物，又是一种致病因素，四者皆为阴邪。“**湿聚为水，积水成饮，饮凝成痰**。”

3. 痰饮的形成

痰饮的形成，多为外感六淫、七情内伤、饮食不节、瘀血阻络等原因，导致脏腑功能失调，气化不利，津液代谢障碍，水液停聚而形成。由于肺、脾、肾、肝及三焦、膀胱等对水液代谢均有重要作用，故痰饮的形成多与**肺、脾、肾、肝及三焦、膀胱的功能失常**密切相关。肺主宣发肃降，为水之上源，如肺失宣降，水道不利，津液输布失司，则聚水而生成痰饮；脾主运化水液，为制水之脏，脾失健运，水湿内生，可以凝聚生痰；肾主水，肾阳不足，水液不得蒸化，也可停而化生痰饮；肝主疏泄，主调畅一身气机，若肝失疏泄，气机郁滞，津液停积可为痰为饮；三焦为决渎之官，是水液运行的通道，若水道不利，津液失布，则能聚水生痰；膀胱为州都之官，主贮藏水液和排泄尿液，如功能失常亦影响水液代谢。

4. 痰饮的致病特点

（1）阻滞经脉气血运行

若痰饮流注于经络，可见肢体麻木、屈伸不利，甚至半身不遂等；若结聚于局部，则形成瘰疬、痰核，或形成阴疽、流注等。

（2）阻滞气机升降出入

如肺以清肃下降为顺，痰饮停肺，使肺失宣肃，可出现胸闷、咳嗽、喘促等；胃气以降为和，痰饮停留于胃，使胃失和降，则出现恶心、呕吐等；痰浊痹阻心脉，可见胸闷、心痛等；痰浊随气上逆，蒙蔽清窍，扰乱心神，可出现头晕、目眩、精神不振等症，甚至出现神昏谵语或引起癫、狂等。

（3）影响津液代谢

如痰湿困脾，可致水湿不运；痰饮阻肺，可致宣降失职，水液不布；津停于下，影响肾阳功能，可致蒸化无力。

（4）易于蒙蔽心神

痰饮为浊物实邪，而心神性清净。痰浊为病，随气上逆，尤易蒙蔽清窍，扰乱心神而出现多种神志异常疾病。痰湿上蒙清窍，可见头昏、头痛、头重、精神不振；痰迷心窍，痰火扰心，可致失眠、易怒、神昏谵语或引发癫、狂、痫等。

（5）致病广泛，变化多端

“百病多由痰作祟。”如饮逆于上可见眩晕；水注于下，则见足肿；湿在肌表，可见身重；湿停中焦，影响脾胃运化，则见脘痞、纳呆。痰造成的病证更为广泛多变，如痰结咽喉，可见“梅核气”；痰在于胃则恶心、呕吐等；痰浊上扰可引起癫痫等疾病。痰饮可随气流注全身，产生多种病变，故有“**怪病多痰**”之说。

（6）缠绵难愈，病程较长

痰饮在体内津液代谢障碍而成，具有重浊黏滞的特性。痰饮致病多表现为病情反复发作，缠绵难愈，病情较长，治疗困难。如痰饮所致的咳嗽、眩晕、胸痹、癫痫、中风、痰核、瘰疬、阴疽等，特别是一些顽痰伏饮，病程更长。

二、瘀血的概念、形成原因和致病特点

速记歌诀

血液停积瘀血见，离经不通有两般，
成因出血与痰浊，气虚气滞血热寒。
阻滞气机当先言，血运生血受牵连，
病位固定病证繁，疼痛肿块出血现，
面口爪舌色紫黯，涩结代脉症状全。

要点解读

1. 瘀血的基本概念

是体内有**血液停积**而形成的病理产物，包括**体内瘀积的离经之血，以及因血液运行不畅，阻滞于经脉或脏腑内的血液**。

2. 瘀血和血瘀

瘀血是导致新的病变的病理产物，属于**病因学**概念；血瘀是指血液运行不畅或瘀滞不通的状态，属于**病机学概念**。二者互为**因果**，瘀血阻滞于血脉或脏腑之中，可致血瘀；血液运行不畅或瘀滞不通，久而久之可发展为瘀血。

3. 瘀血的形成

（1）气虚致瘀

气为血之帅，血的正常运行靠气的推动和固摄。若气虚推动无力，则血的运行迟滞而成瘀；或气虚统摄失权，则血溢脉外，凝结不散而成。

（2）气滞致瘀

气行则血行，气滞则血滞。

（3）血寒致瘀

血得温则行，得寒则凝。感受外寒或阴寒内盛都可致瘀血。

（4）血热致瘀

热入营血，血热互结，煎灼血中津液，血液黏滞而运行不畅；或热灼脉络，迫血妄行，血溢脉外，积而成瘀。

（5）外伤致瘀

各种外伤外可伤肌肤，内可伤脏腑，使血离经脉不能及时消散而排出，形成瘀血。

（6）出血致瘀

各种外伤出血、脾不统血、肝不藏血、妇女行经不畅、流产等，离经之血未能排出体外或及时消散而致瘀血；或因出血后专用收涩止血之品，或过用寒凉，使离经之血凝聚而不散，未离经之血瘀滞而不畅，因而形成瘀血。

（7）痰浊致瘀

痰浊可阻滞气机，阻碍气血的运行，使血液运行迟缓从而导致瘀血，可形成痰瘀互结的病理状态。

4. 瘀血的致病特点

（1）易于阻滞气机

"血瘀必兼气滞"，血为气之母，血能载气养气，故瘀血一旦形成必定有气滞；又因气为血之帅，气机瘀滞，可引起局部或全身的血液运行不畅，从而导致血瘀气滞，气滞血瘀的恶性循环。可致使局部出现青紫、肿胀、疼痛等症。

（2）影响血脉运行

瘀血形成后导致局部或全身的血液运行失常。如瘀血阻滞于心，导致心脉痹阻，气血运行不畅，可见胸痹心痛；瘀血留滞于肝，可致肝失疏泄，肝脉阻滞，气血运行障碍，故有"恶血归肝之说"；瘀血阻滞于经脉，气血运行不利，形体官窍因脉络瘀阻，可见口唇与爪甲青紫、皮肤瘀斑、舌有瘀点或瘀斑、脉涩不畅等。如果瘀血引起脉络损伤，可致血溢脉外，症见出血、血色紫黯有块等。

（3）影响新血生成

"瘀血不去，新血不生。"常可出现肌肤甲错、毛发不荣等失于濡养的临床特征。

（4）病位固定，病证繁多

病位固定且因瘀血阻滞的部位不同，形成的原因各异，兼邪不同，其病证表现也就不同。如瘀阻于心，出现因血行不畅而胸闷心痛；瘀阻于肺，则宣降失调，或致脉络破损，可见胸痛、气促、咯血；瘀阻于肝，气机郁滞，血海不畅，经脉瘀滞，可见胁痛、癥积肿块；瘀阻胞宫，经行不畅，可见痛经、闭经、经色紫黯有块；瘀阻于肢体肌肤，可见肿痛青紫；瘀阻于脑，脑络不通，可致突然昏倒，不省人事，或引起严重的后遗症，如痴呆、语言謇涩、半身不遂等。此外，瘀血阻滞日久，也可**郁而化热**。

5. 瘀血致病的症状特点

（1）疼痛

一般为刺痛，痛处固定不移，拒按（实证），夜间痛势尤甚。

（2）肿块

瘀血积于皮下或体内，则见肿块，部位固定不移。若在体表，则见局部青紫，肿胀隆起；若在体内，则扪之质硬难移。

（3）出血

部分瘀血为病者，可见出血之象，血色紫黯，夹有瘀块。

（4）色诊多见紫黯

一是面色紫黯，口唇、爪甲青紫等；二是舌质紫黯，或有瘀斑、瘀点等。

（5）脉象

多见**涩脉**、**结脉**、**代脉**等。

其他还可见面色黧黑、皮肤紫斑，以及某些神志症状如善忘、狂躁等。

三、结石的概念、形成原因和致病特点

速记歌诀

何等脏腑结石长，肝胆肾胃与膀胱，
轻重不一病程长，阻滞气机脉络伤，
疼多阵发或持续，不发作时人如常。

要点解读

1. 结石的基本概念

是指多种原因引起体内某些部位形成并停滞为病的**砂石样**病理产物。

2. 结石的形成

（1）饮食不当

（2）情志内伤

（3）服药不当

（4）体质差异

（5）外感六淫

3. 结石的致病特点

（1）多发于肝、肾、胃、胆、膀胱等脏腑

肝主疏泄，关系着胆汁的生成和排泄，肝失疏泄，肝胆湿热内蕴，胆汁排泄不利则成结石；肾气的蒸化，影响着尿液的生成和排泄，故肾的功能失调易生成结石。肝合胆，肾合膀胱，而胃、胆、膀胱等为空腔性器官，结石易于停留，故临床以胆结石、肾结石、胃结石、膀胱结石多见。结石也可以发生于眼（角膜结石、前房结石）、鼻、耳等部位。

（2）病程较长，病情轻重不一

（3）阻滞气机、损伤脉络

结石为有形之邪，停留体内势必阻滞气机，影响气血津液的运行。可见局胀闷、胀痛，或水液潴留等。结石嵌顿于胆道或输尿管等狭窄部位，气血受阻，可出现剧烈疼痛；若损伤脉络，可见出血、尿血等。

（4）疼痛

结石引起的疼痛，以阵发性为多，亦呈持续性，或为隐痛、胀痛、绞痛。疼痛的部位常固定不移，亦可随结石的移动而有所变化。结石性疼痛具有间歇性特点，发作时剧痛难忍，而缓解时一如常人。

四、其他病因

速记歌诀

外伤诸虫不能忘，毒邪药邪亦毁伤，
医生避免医不当，胎弱胎毒损健康。

要点解读

1. 外伤

指受外力或其他外在因素作用于人体引起的损伤。如枪弹伤、金刃伤、跌打损伤、持重努伤、烧伤、烫伤、冻伤、虫兽伤等。

2. 诸虫

即寄生虫。寄生虫寄留于人体内，不仅消耗气、血、津液，还能损伤脏腑，导致疾病的发生。常见的寄生虫有蛔虫、钩虫、蛲虫、血吸虫等。“湿热生虫”是说脾胃湿热是引起肠寄生虫病的内在因素之一；而某些肠寄生虫往往以“脾胃湿热”的症状为主要临床表现。因此，不能误认为湿热能直接生虫。

3. 毒邪

指一切强烈、能严重损失机体结构和功能的致病因素。毒邪有外来毒与内生毒之别。

（1）外来毒邪

是指疠气、饮食不洁、药邪、虫兽伤、环境毒邪等感受于外的毒邪。其形成与季节、气候、环境等密切相关，具有外感性特点。

（2）内生毒邪

是指由于各种病因导致机体阴阳失和、气血紊乱，或脏腑功能失调、体内病理产物胶结蕴积，对机体有严重毒害作用的一类特殊致病因子。

4. 药邪

是指由于药物加工不当，或用药不当，而引起疾病的一类致病因素。其形成包括用药过量、炮制不当、配伍不当、用法不当、滥用补药。药邪的致病特点包括中毒、过敏、加重病情，变生他疾。

5. 医过

是指由于医生的过失而导致病情加重或变生他疾的一类致病因素，属于医源性致病因素之一。

医过的形成包括言行不当、诊断失误、治疗失误。其致病特点是易致患者情志波动、加重病情，变生他疾。

6. 胎传

是指禀赋与疾病由亲代经母体传及子代的过程。胎传可使胎儿出生之后易于患上某些疾病，成为一种致病因素。胎传包括胎弱和胎毒。

（1）胎弱

又称胎怯、胎瘦，为小儿禀赋不足、气血虚弱的泛称。胎儿禀赋的强弱主要取决于父母的体质。

（2）胎毒

一指胎寒、胎热、胎黄、胎搐等；二指遗毒，又称遗毒烂斑（先天性梅毒），系胎儿染父母梅疮遗毒所致。

第八章　发病

第一节　邪正与发病

速记歌诀

病发转归与发展，正气不足是关键，
邪气侵袭为条件，正胜邪退疾病痊。

要点解读

1. 正气、邪气的基本概念

正邪之间力量对比和消长变化是影响疾病发生、发展和变化的**根本**原因；正邪相争，正不胜邪的**结果**即发病。

2. 发病基本原理

（1）正气不足是疾病发生的内在因素

①正气的基本概念

➢ 是一身之气相对于邪气的称谓。

➢ 供给人体功能活动、祛邪抗病、修复损伤的物质。

➢ 是人体抗邪、康复、适应、调节的能力。

➢ 分为阴气和阳气：阴气有凉润、宁静、沉降、凝聚等作用，能抵抗、抑制和祛除阳邪（如暑邪、火邪、温邪），阻止阳热病证的发展；阳气有温煦、推动、兴奋、升腾、发散等功能，能抵抗、抑制和祛除阴邪（如寒邪、湿邪），阻止阴寒病证的传变。

②正气的防御作用

➢ 防御：强盛的正气能阻止病邪的入侵。

➢ 祛邪：正气盛则邪气得以及时地抑制或消除，防止发病或疾病的传变。

➢ 修复调节：正气对邪气侵入导致的肌体阴阳失调、脏腑组织损伤、精血津液亏耗及生理功能失常有调节、修复、补充的作用。

➢ 维持脏腑经络功能：正气充为脏腑经络之气，能推动和调节各脏腑经络的功能。

③正气在发病中的作用

➢ 正气是决定发病的关键。

“正气存内，邪不可干。”

“邪之所凑，其气必虚。”

➢ 正气强弱主导疾病的发生、发展及其转归。

正虚邪乘发病。

正虚生邪致病。

“邪气盛则实，精气夺则虚。”

（2）邪气是发病的重要条件

①邪气的基本概念

➢ 泛指各种存在于外界或由人体内产生的致病因素，如六淫、疠气、外伤、虫兽伤、寄生虫、内伤七情、饮食失宜、痰饮、瘀血、结石等。

➢ 邪气分为外感和内伤两类。

“夫邪之生也，或生于阴，或生于阳。其生于阳者，得之风雨寒暑；其生于阴者，得之饮食居处，阴阳喜怒。”

②邪气的侵害作用

➢ 导致生理功能失常：邪气侵入造成机体阴阳失调，气、血、津液的运行、代谢障碍，脏腑经络的功能失调。

如心肺功能失调则心悸、呼吸困难；脾胃之运化失常则食少、呕吐、泄泻或便秘；肾主水液无权则水肿、尿少；肝失疏泄则情志抑郁或亢奋等等。

➢ 造成脏腑组织的形质损害：邪气损伤皮肉筋骨和脏腑器官，致精气血津液等物质亏耗。

➢ 改变体质类型：邪气侵入，久之或能改变个体的体质特征，影响其对疾病的易罹倾向。

如阴邪致病损伤阳气，久之使机体转为阳虚质，易感阴邪。

③邪气在发病中的作用

➢ 邪气是导致发病的原因。

➢ 邪气影响发病的性质、类型和特点。

如六淫致病发病急而病程较短，起初多为表证；内伤七情，发病多缓慢，病程较长且直中于里；饮食所伤可由脾胃波及五脏。

➢ 邪气影响病情和病位。

感邪轻重影响症状的轻重，受邪部位的深浅影响证之表里。

➢ 邪气性质影响病位及传变。

风性轻扬开泄，易袭阳位，多在肺卫；湿易阻滞气机，多伤脾；疠气发病急骤，极易由表传里，损伤脏器。

➢ 某些情况下邪气在发病中起主导作用。

当邪气的毒性和致病性极强（如疠气、高温、高压、电流、枪弹、虫兽伤等）时，正气再强也难以抵御。

（3）邪正相搏的胜负，决定发病与否、疾病的发生和证候特点。

①决定发病与否：正胜邪却则不发病，正虚邪实则发病。

②决定证候类型：证候类型、病变性质、病情轻重等均与正邪强弱有关。

第二节　影响发病的主要因素

速记歌诀

影响发病三要义，环境精神和体质，
气候地域诸环境，自然社会因素齐，
情志骤变伤正易，精神状态紧联系，
易感易病及证候，体质决定无异议。

要点解读

1. 环境

①气候：多表现为时令病——季节性流行病。

②地域：导致地方性疾病，水土不服等。

③生活工作环境：如“职业病”的形成。

④社会：重大变故导致情志失常致病。

2. 体质

（1）决定发病的倾向性

“肉不坚，腠理疏，则善病风。”

“五脏柔弱者，善病消瘅。”

（2）产生对某种病邪的易感性

阴虚易感热邪，阳虚易感寒邪；胖人多痰湿体质，瘦人多阴虚火旺。

（3）决定某些疾病发生的证候类型

感受相同的病邪，体质异则证异；感受不同病邪表现出相同的证候。

3. 精神状态

精神状态影响气机、气血运行和脏腑生理功能，进而影响正气。

第三节　发病的类型

速记歌诀

发病快慢分卒徐，伏发继发两相异，
六经合病发同时，并病出现是依次，
药食情劳重感复，多由正虚邪难抑，
发病类型早诊断，病因定性辨证易。

要点解读

1. 猝发

即感邪后迅速发病，多见于：感邪较甚、情志剧变、感受疠气、毒物所伤、外伤。

2. 徐发

即感邪后缓慢发病，有外感性疾病（寒、湿邪）和内伤（思虑过度、忧愁不解、房事不节、嗜酒成癖、嗜食膏粱厚味等）两种表现形式。

3. 伏发

即感邪后病邪潜伏一段时间或在一定诱因作用下发

病，如破伤风、狂犬病具有潜伏期，外感温热邪气形成的“伏气温病”“伏暑”等。

4. 继发

即在原发病的基础上出现新的病证，如肝胆疾病所致“癥积”；小儿久泄或虫积，营养不良，则生“疳积”。

5. 合病与并病

合病为两经或三经的病证**同时**出现，并病为一经未罢而另一经病证又起，**依次**出现。

6. 复发

（1）复发的主要类型

①疾病少愈复发。

②间歇性发作。

③缓急交替。

（2）诱因

重感致复、食复、劳复、药复、情志致复。

第九章　病机

第一节　概论

一、病机的概念及特点

速记歌诀

病发传变有规律，病理机制是关键，
全身局部相联系，五脏中心整体观，
发生发展和变化，位性势传预后全。

要点解读

1. 病机的概念

疾病发生、发展、变化的机制（包括病位、病性、病势、病传、预后）。

2. 病机学说的概念

病机学说是研究疾病发生、发展、变化、预后为主的理论。

病机学说的特点如下。

①以五脏为中心。

②基于藏象理论。

③联系全身和局部病理变化。

④探讨疾病的发展变化规律分类。

二、病机的层次结构

速记歌诀

病机基本与系统，传变转归不能忘。
邪正盛衰辨虚实，阴阳失调细分详，
气血津液亦失调，量运关系要思量。
系统病机四方面，内生外感是两样，
再有经络与脏腑，重点把握心不慌。

要点解读

1. 基本病机

（1）邪正盛衰

①虚实变化

虚实病机、虚实错杂、虚实转化、虚实真假。

②疾病转归

邪正相持、正胜邪退、邪去正虚、正虚邪恋、邪盛正虚。

（2）阴阳失调

阴阳偏盛、阴阳偏衰、阴阳互损、阴阳格拒、阴阳转化、阴阳亡失。

（3）气血失调与津液代谢失常

量不足、运行输布失常、互根互用关系失常。

2. 系统病机

（1）内生五邪病机

风气内动、寒从中生、湿浊内生、伤津化燥、火热内生。

（2）外感病机

六经病机、卫气营血病机、三焦病机。

（3）经络病机

经络气血偏盛偏衰、经络气血运行不畅、经络气血逆乱、经络气血衰竭。

（4）脏腑病机

五脏病机、六腑病机、奇恒之腑病机、外感病机。

3. 疾病传变与转归

（1）疾病的传变是指疾病在机体脏腑经络组织之间的传移和变化，包括病位传变和病性转化。

（2）疾病的转归是指疾病后期的变化状态和结局。包括痊愈、死亡、缠绵、后遗和复发。

第二节　基本病机

一、邪正盛衰

速记歌诀

邪正盛衰首虚实，真假错杂转化因，
错杂虚实同时有，夹虚夹实主次分。
虚实真假有假象，本质表面不能混，

因虚致实邪未清，由实转虚正气损。
五种趋向及转归，邪正相争定乾坤。

要点解读

1. 邪正盛衰的概念

①邪：致病邪气，泛指一切致病因素。

②正：正气，是对人的生理功能的高度概括，是人体抗邪、康复、适应、调节的能力。

③邪正盛衰："邪气盛则实，精气夺则虚。"

指疾病过程中邪正斗争产生的盛衰变化。

2. 虚实病机

（1）实证

①概念："邪气盛则实。"

主要指邪气亢盛是以邪气盛为矛盾主要方面的一种病理反应。

（正邪都强，斗争剧烈，亢奋有余。）

②成因

➢ 外感六淫（初中期）。

➢ 病理产物性病因所致之疾病。

（慢性病痰、食、水、血积留体内。）

③表现

壮热、狂躁、声高气粗、腹痛拒按、二便不通、脉实有力。

（反应剧烈、有余、壅闭。）

（2）虚证

①概念："精气夺则虚。"

主要指正气不足，是以正气虚损为矛盾主要方面的一种病理反应。

（人体生理功能减退，抗病能力下降，正气不足以抗击邪气，正邪斗争不剧烈的一系列虚弱不足的证候。）

②成因

➢ 先天禀赋弱。

➢ 慢性病耗损。

➢ 大汗、吐泻、大出血（汗吐下）。

➢ 外感病后期，精、气、血、津液、阴、阳亏虚。

③表现

神疲休倦、面容憔悴、心悸气短、自汗盗汗、五心烦热或畏寒肢冷、脉细弱无力。

（衰退、虚弱、不固。）

（3）虚实错杂（虚实同时都有，但有主次之分）

①虚中夹实

概念：病理变化以正虚为主，但又兼夹实邪的病理状态。

如湿困脾阳（脾阳气虚导致水肿）。

②实中夹虚

概念：病理变化以邪实为主，兼见正气虚损的病理状态。

如实热伤津导致气阴两伤。

（4）虚实真假（有假象）

①真虚假实（正气虚损至极）

概念：虚为病机本质，实为表面假象。

“至虚之病，反见盛候。”

成因：正气虚弱气血不足，脏腑虚衰，运化推动无力。

②真实假虚（邪气亢盛至极）

概念：实为病机本质，虚为表面假象。

“大实之病，反见羸状。”

成因：邪热瘀结肠胃或痰食壅滞或湿热内蕴或大积大聚等实邪结聚，阻滞经络，气血不能畅达于外。

（5）虚实转化

①由实转虚（正虚邪恋）

概念：病变属实，迁延日久，余邪未清而正气虚损。

②因虚致实（正虚邪实）

概念：正气本虚，脏腑组织功能减退，气血津液不能正常代谢，从而产生气滞、血瘀、痰饮等实邪滞留体内。

（6）发展趋向和转归

①正胜邪退

②邪去正虚

③正邪相持

④正虚邪恋

⑤邪盛正衰

二、阴阳失调

速记歌诀

阴阳失调辨寒热，偏盛偏衰分两端，
互损转化与格拒，阴阳亡失性命关。
阳虚则寒阴虚热，阳盛则热阴盛寒，

实热热动燥黄赤，实寒寒静湿白缓。
阳虚多为脾与肾，肝肾阴虚最多见，
阴阳互损终两虚，阴阳转化系质变。
颧红如妆脉微绝，阴盛格阳为真寒，
阳盛格阴热为真，四肢厥冷气粗烦，
亡阴亡阳病垂危，突然亡失性命悬。

要点解读

1. 阴阳失调的概念

阴阳失去相对平衡，是人体阴精、阳气等各种生理性矛盾和关系遭到破坏的概括，是疾病发生、发展的内在根据。

2. 阴阳失调的主要内容

（1）阴阳偏盛："邪气盛则实。"

概念：阴阳双方中某一方病理性亢盛，另一方不虚。

"阳胜则热，阴胜则寒。"（以寒热为主）

"阳胜则阴病，阴胜则阳病。"（病机趋向）

①阳偏盛（阳胜则热→实热证）

➢ 成因

感受温热阳邪。

感受阴邪而从阳化火。

七情内伤、五志过极化火。

邪郁化热。

➢ 特点：热、动、燥。

➢ 表现：发热、烦躁、口渴、舌红苔黄、脉数、小便短少、大便干燥。

②阴偏盛（阴胜则寒→实寒证）

➢ 成因

感受寒湿阴邪。

过食生冷，寒邪中阻。

➢ 特点：寒、静、湿。

➢ 表现：形寒、肢冷、喜暖、口淡不渴、苔白、脉紧或迟。

（2）阴阳偏衰："精气夺则虚。"

概念：精气血津液等基本生命物质不足功能减退，脏腑经络生理功能衰弱减退（以虚为主）。

"阳虚则外寒，阴虚则内热。"

"阴病治阳，阳病治阴。"（治疗方法）

①阳偏衰（阳虚、虚寒证）

➢ 概念：机体阳气虚损，失于温煦，功能减退或衰弱的病理变化。

➢ 成因

先天禀赋不足。

后天饮食失养。

劳倦内伤。

久病损伤阳气。

➢ 特点：脾肾阳虚为主（肾阳不足多见）。

➢ 表现：畏寒肢冷、面白、舌淡、脉迟（寒象）；喜静倦卧、小便清长、下利清谷（虚寒象）。

②阴偏衰（阴虚、虚热证）

➢ 概念：机体精、血、津液等物质亏耗，阴不制阳，阳相对亢盛，功能虚性亢奋的病理变化。

➢ 成因

阳邪伤阴。

五志过极化火伤阴。

久病耗伤阴液。

➢ 特点：肾阴亏虚多见。

➢ 表现：五心烦热、骨蒸潮热、盗汗颧红、舌红少苔、脉细数无力、消瘦。

（3）阴阳互损

①阴损及阳

概念：阴液亏耗，累及阳气，使阳气生化不足或无所依附而耗散。

是阴虚为主的阴阳两虚。

②阳损及阴

概念：阳气虚损，无阳则阴无以生，累及阴液生化不足。

是阳虚为主的阴阳两虚。

③成因：肾之阴阳为脏腑阴阳根本，脏腑阴阳虚损到一定程度必累及于肾，肾阳或肾阴虚损到一定程度，则会形成阴阳互损。

（4）阴阳转化（物极必反的质变）

①由阳转阴："重阳必阴""重热则寒"。

➢ 成因

热邪盛极，耗伤元气。

热盛伤津，累及阳气化生不足。

治疗失当伤阳气。

②由阴转阳："重阴必阳""重寒则热"。

成因：寒邪入里，从阳化热。

（5）阴阳格拒

概念：在阴阳偏盛基础上，由于阴阳双方相互排斥而出现寒热真假病变的一类病机。

①阴盛格阳（格阳证）

➢ 概念：阴寒盛极于内或阳虚阴盛，逼迫衰极之阳浮越于外，阴阳不相维系，相互格拒而表现出真寒假热性病理状态。

➢ 表现

阴盛于内（真寒）：四肢厥逆、下利清谷、脉微欲绝。

格阳于外（假热）：身热但欲盖衣被、颧红如妆。

②阳盛格阴（格阴证）

➢ 概念：邪热盛极，深伏于里，阳热被郁不能通达四肢阴阳之气不相交，相互格拒而表现出真热假寒性病理状态。

➢ 表现

阳闭于内（真热）：壮热面红、气粗烦躁、脉数大有力。

格阴于外（假寒）：四肢厥冷、脉象沉伏。

（6）阴阳亡失

概念：机体的阴液或阳气突然大量亡失，导致生命垂危的一种病理状态。

①亡阳

➤概念：指机体阳气突然、大量亡失，使属阳的功能（温煦、固摄）严重衰竭，因而导致生命垂危的一种病理状态。

➤表现：面色苍白、脉微欲绝、舌淡而靡。

②亡阴

➤概念：指机体阴液突然、大量亡失，使属阴的功能（宁静抑制、滋润濡养）严重衰竭，因而导致生命垂危的一种病理状态。

➤表现：面色潮红、脉数疾无力、舌光绛无苔、大汗淋漓、汗热而黏、烦躁不安。

三、气血失常

速记歌诀

气血失常连生理，生成运行与关系。
气虚疲乏易感冒，生少耗多肾肺脾，
升降出入气机常，阻滞闷痛与胀气。
肺肝胃气常气逆，上升太过降不及，
上升不足降太过，气陷无力责之脾。

外出障碍为气闭，清窍闭塞昏厥易，
气脱机能突衰竭，气不内守外亡佚。
生少失多与过耗，血失濡养功能低，
血瘀行迟甚停滞，寒热气虚痰阻滞。
热迫血行速甚妄，面红心烦舌红赤，
出血行不循常道，热伤瘀虚脉外溢。
气滞气虚致血瘀，不摄随脱两虚齐。

要点解读

1. 气的失常

（1）量不足——气虚

概念：元气不足，功能低下，使脏腑功能减退，抗病能力下降。

成因如下。

①生成不足

- 先天禀赋不足
- 后天失养
- 肺脾肾功能失调

②耗散太过

➢ 劳伤过度

➢ 久病耗伤

③年老体弱使气的生理功能减退。

（2）运行输布失常——气机失调

①气滞

➢ 概念：气机郁滞不畅，导致脏腑经络功能障碍。

➢ 特点：闷、胀、痛。

➢ 相关脏腑：肺、肝、脾、胃。

②气逆

➢ 概念：气的上升太过或下降不及，使脏腑之气上逆。

➢ 相关脏腑：肺、肝、胃。

③气陷

➢ 概念：气的上升不足或下降太过，以气虚升举无力而下陷为特征。

➢ 成因：脾气虚，则上气不足、中气下陷。

④气闭

➢ 概念：气机闭阻，外出严重障碍，以致清窍闭塞，突然昏厥。

➢ 成因：精神创伤、瘴气、痰浊。

⑤气脱

➢ 概念：气不内守，大量向外亡失，以致功能突然衰竭。

➢ 成因：正不敌邪，正气骤伤；慢性长期耗伤；汗、吐、下太过；大出血。

2. 血的失常

（1）量不足——血虚

概念：血液不足，血的濡养功能减退。

成因如下。

➢ 生成不足

➢ 失血过多

➢ 过度消耗

（2）运行输布失常

①血瘀

➢ 概念：血液运行迟缓、瘀滞不畅、停滞。

➢ 成因：血寒、血热、气虚、痰阻。

②血行急迫

➢ 概念：血分有热，使血液运行加速或妄行。

➢ 成因：血热（外感热邪、情志化火、阴邪化热、阳气亢盛）。

➢ 表现：面红舌赤、脉数；妇女月经先期而至；血热扰动心神——心烦不安、失眠多梦、神志昏迷。

③出血

➢ 概念：血液不循常道，溢出脉外。

➢ 成因：血热、外伤、瘀血、气虚。

3. 气血互根互用功能失调

①气→血：气虚血虚、气虚血瘀、气虚出血、气滞血瘀、气逆出血。

②血→气：血虚气虚、血瘀气滞、血脱气散。

四、津液代谢失常

速记歌诀

津液不足失濡润，伤津脱液燥证见，
代谢障碍痰湿困，脾肺三焦与肾肝。
血瘀水停致气阻，气不摄津共脱乱，
津枯血燥亏而瘀，气血津液分离难。

要点解读

1. 津液不足

概念：津液亏少，脏腑、孔窍、皮毛失于濡润滋养的一系列干燥失润的病机状态。

①伤津（失水）。

②脱液（失水和精微）。

2. 津液的输布与排泄障碍

湿浊困阻、痰饮凝聚、水液潴留。

相关脏腑：肺、脾、肾、三焦、肝。

3. 津液与气血关系失常

①气与津液：水停气阻、气不摄津、气随液脱。

②血与津液：津枯血燥、津亏血瘀、血瘀水停。

第三节　系统病机

一、内生五邪病机

速记歌诀

内生五邪似六淫，风寒湿燥火为名。
风气内动称肝风，阳气亢逆筋不营，
晕麻抽搐动摇状，气血阴阳失调应。
热极生风肝阳化，一实一虚要分清，
阴血亏虚风内生，有虚有风证候并，

血燥痰瘀亦生风，干燥耗津痰阻经。
寒从中生阳气虚，阴寒内盛失温性，
寒性凝滞性收引，气化无力水不行。
脾失健运生内湿，痰饮水湿体内停。
伤津化燥失濡润，多见肺胃大肠病。
火热内生亢有余，心肝胃火虚实明。

要点解读

1. 内生五邪的概念

疾病发展过程中由于脏腑气血阴阳的功能失调所产生的类五种病理状态：内风、内寒、内湿、内燥、内火（热）。

2. 风气内动

（1）概念（内风、肝风内动、肝风）

因体内阳气亢逆变动或筋脉失养，形成具有眩晕、麻木、抽搐、震颤等动摇特征的一类病理状态。

（2）病理变化

①热极生风（实）

➢ 多见于：热性病极期。

➢ 成因：邪热炽盛，煎灼津液，伤及营血，燔灼肝经，使筋脉失其濡养。

➢ 表现：高热、神昏、目睛上吊、抽搐、痉厥、颈项强直、角弓反张。

②肝阳化风（虚）

➢ 成因：情志所伤，操劳过度，耗伤肝肾之阴，以致阴虚阳亢，水不涵木，浮阳不潜，肝阳亢而化风，形成风气内动。

➢ 表现：筋惕肉瞤，肢麻震颤，眩晕欲仆，或半身不遂，甚则血随气逆而卒然仆倒，或为闭厥，或为脱厥。

③阴虚风动

➢ 多见于：热性病后期，阴津亏损；久病耗伤，阴液大亏。

➢ 成因：阴液精血枯竭→筋脉失养→变生内风（虚风内动）。

➢ 表现

动风之症：筋挛肉瞤，或手足蠕动，甚或瘛疭。

阴精亏损之候：五心烦热，神倦形消。

④血虚生风

➢ 多见于：温热病末期、失血疾患。

➢ 成因：生血不足或失血过多或久病耗伤营血→肝

血不足，筋脉失养，血不荣络→虚风内动。

➢ 表现：肢体麻木不仁、筋肉跳动、手足拘挛不伸和阴血亏虚之候。

⑤血燥生风

➢ 多见于：皮肤瘙痒症。

➢ 成因：津枯血少，失润化燥→肌肤失于濡养，经脉气血失和。

久病耗血伤阴。

年老精亏血少。

长期营养缺乏，生血不足。

瘀血内结，新血生化障碍。

温热病邪耗伤津液阴血。

➢ 表现：皮肤干燥、肌肤甲错、皮肤瘙痒或脱屑。

⑥痰瘀生风

➢ 常发为：偏枯卒中。

➢ 成因：嗜食肥甘→脾失健运，聚湿生痰；形体肥胖→气虚而多痰多湿。

➢ 表现

痰湿内盛之症：形体肥胖、晨起咯痰、大便不实。

瘀血内阻之征：面色晦滞、唇甲青紫。

3. 寒从中生

（1）概念（内寒）

是机体阳气虚衰，温煦气化功能减退，虚寒内生，或阴邪弥漫的病理变化。

（2）成因：阴寒内盛，机体失于温煦。

①先天禀赋不足。

②久病伤阳。

③外感寒邪。

④过食生冷损伤阳气致阳气亏虚，不能制阴。

（3）特点：脾肾阳虚为主。

（4）表现

①脾阳虚：便溏泄泻。

②肾阳虚：腰膝冷痛、下利清谷、小便清长、男阳痿、女宫寒。

（5）病理变化

①温煦失职，虚寒内生→面色苍白，形寒肢冷（阳热不足）。

②寒性凝滞，其性收引→筋脉收缩，血行迟滞。

③阳气不足，气化功能减退或失司→水液不得温化。

（6）外寒与内寒的联系与区别

①联系

➢ 邪侵袭人体，必然耗损阳气，最终导致阳虚。

➢ 阳虚又可因为抵御外寒能力降低，易于感受风寒而致病。

➢ 外寒易于直中脏腑，引起内寒而发病。

②区别

➢ 外寒：以寒为主，且多与风、湿等邪气相兼，可兼有虚。

➢ 内寒：以虚为主，有虚有寒。

4. 湿浊内生

（1）概念（内湿）

是指由于肺、脾、肾调节水液代谢功能失常，导致津液输布、排泄障碍而水湿痰浊停聚的病理变化。

（2）病理变化

①脾不运湿→水液不化→聚而成湿，停而为痰，留而为饮，积而成水。

②肾阳不足，气化失司→肾阳虚损影响脾主运化。

5. 津伤化燥

（1）概念（内燥）

指津液不足，人体各组织器官孔窍失其濡润，而产生干燥枯涩的病理状态。

（2）成因

①年老精亏血少。

②久病伤阴耗液。

③大汗、大吐、大下。

④亡血失精。

⑤过食辛辣香燥之品。

⑥热病伤阴。

⑦湿邪化燥。

（3）病理变化

①肺燥金之脏而主气→干咳无痰、甚至咳血。

②胃阳明燥土→胃中嘈杂样、舌光无苔。

③大肠燥金之腑而主津→便秘。

6. 火热内生

（1）概念（内火 / 内热）

由于阳盛有余或阴虚阳亢或五志化火而产生的火热内扰、功能亢奋的病理状态。

（2）成因

①阳盛化火（“壮火”“气有余便是火”）。

②五志化火：情志过极，气郁化火（肝火）。

③邪郁化火。

④六气化火。

⑤病理产物导致气郁而化火（痰浊、瘀血、食积、虫积）。

⑥阴虚火旺。

（3）相关脏腑：心、肝、胃。

（4）病理变化

①实火

➢ 病因病机：阳气有余、邪郁化火、五志化火。

➢ 病势病程：病势急速，病程较短。

➢ 表现：壮热面赤、口渴喜冷、小便黄赤、大便秘结、甚则狂躁昏迷、舌红苔黄燥、脉洪数。

②虚火

➢ 病因病机：精亏血少，阴虚不能制阳，虚阳上亢。

➢ 病势病程：病势缓慢，病程较长。

➢ 表现：五心烦热、午后颧红、失眠、盗汗、口燥咽干、眩晕耳鸣、舌红少苔、脉象细数。

二、外感病机

速记歌诀

外感阶段分层次，表里浅深与虚实，
六经卫气营血三，传变规律要牢记。

要点解读

1. 外感病机特点

（1）以感受外邪为主。

（2）病变发展有明显阶段性、层次性

①由表入里。

②由浅入深。

③由实转虚。

2. 外感病机分类

（1）六经病机

指外感疾病六经病证发生发展的一般规律。六淫外邪侵袭人体，正邪抗争，引起脏腑经络的功能失常，从而产生一系列病理变化。

（2）卫气营血病机

指运用卫、气、营、血不同阶段的病理变化，来阐明温热病的发生发展内在机制及其传变规律。

（3）三焦病机

阐明三焦所属脏腑在温热病（包括湿热病）发展过程中的病理变化。

三、脏腑病机

速记歌诀

脏腑病机在失调，阴阳气血功能病，
心主神明肺脾运，肝之体用肾水精。
六腑病在水谷气，通用降顺功不省，
更有奇恒之腑变，脏腑传变同病行。

要点解读

指脏腑阴阳、气血的失调，从而导致脏腑生理功能太过、不及或关系失调，

1. 五脏病机

（1）心的病机

主要在于心主血脉的异常和精神情志的改变，包括心阳、心气的失调和心阴、心血的失调。

（2）肺的病机

主要表现为肺气的宣发肃降失常及肺气、肺阴的虚损。

（3）脾的病机

主要表现为水谷精微和水湿运化功能的失常、气机升降的紊乱及血液统摄的失权，包括脾阳、脾气的失调和脾阴的失调。

（4）肝的病机

主要表现为疏泄功能的失调、肝血濡养功能的减退及肝的阴阳制约关系的失调，包括肝阳肝气失调和肝阴肝血失调。

（5）肾的病机

主要表现为藏精、主水功能的失调，及肾的阴阳失调。

2. 六腑病机

六腑以通为用，以降为顺，六腑病变的产生多与其生理功能的失调或障碍有关，表现在气机的通畅、水谷消化吸收及排泄的调畅等方面。

（1）胆的病机

即胆的功能失调，主要在于胆汁的分泌排泄障碍，以及胆虚不宁，决断能力降低等方面。

（2）胃的病机

即胃的阳气和胃阴的失调，形成胃的受纳障碍和腐熟水谷的功能异常，以及胃失和降，气机逆乱，胃气上逆等病理变化。

（3）小肠病机

即小肠功能失调，主要在于泌别清浊的功能失常而致清浊不分，转输障碍。

（4）大肠病机

主要表现为传导功能的失调或障碍。

（5）膀胱病机

主要在于膀胱气化不利。

（6）三焦病机

即三焦气化的失调或障碍。

3. 奇恒之腑病机

奇恒之腑的功能活动多与脏腑生理功能密切相关，其病机往往相互影响。

脑、髓的病变，多与肾精之亏损有关；脉之病机，多与气血之运行逆乱或障碍有关；胞宫病机在于气血失调，心、肝、脾、肾的功能失调，及冲任失调引起胞宫功能失常或紊乱。

4. 脏腑病机的相互影响

疾病的传变以及各脏腑病证兼见的复杂性表现为脏腑病机的相互影响。

临床主要表现为心肾、心脾病变的相互影响；肺肾、肺脾、肺与大肠同病；脾胃、脾肺、脾肾、心脾、肝脾病变相互影响；肝与脾胃、肝肾病变相互影响；肾与其他脏腑的相互影响等。

四、经络病机

速记歌诀

经络病机在气血，盛衰郁逆衰竭包，
偏盛偏衰功能变，气滞血瘀行不妙，
气血逆乱不规律，衰竭病危亡不遥。

要点解读

1. 经络病机的概念

致病因素直接或间接作用于经络系统，在疾病发生发展变化过程中引起经络的生理功能出现失调的病理状态。

2. 经络病机的分类

（1）经络的气血偏盛偏衰

概念：经络中气血偏盛或偏衰，会影响经络所联系的脏腑、形体、官窍，使其气血失调，生理功能发生异常的病理变化。

例：经络气血偏盛→温煦推动化气亢盛→热盛、病理性功能亢奋。

（2）经络的气血运行不畅

概念：指由于外邪侵袭、情志内伤、痰浊阻络、跌仆损伤，引起经络中气血流行不畅而形成气滞血瘀的病理变化。

例：外感风寒→肌表络脉气血阻滞不通→周身酸痛。

（3）经络的气血逆乱

概念：指经络中气血不按正常规律运行。

（该升不升，该降不降，运行方向、速度发生紊乱等病理变化。）

例：足太阳经经气逆乱→气血上涌，上盛下虚→头部胀痛，下肢无力。

（4）经络的气血衰竭

概念：一种由病危发展到死亡的生命临终过程。

（经络运行着全身气血，经络气血衰竭必然导致全身气血衰竭。）

例：足太阳经气血衰竭→经脉所过失于滋养→两目上视，项背强直。

第四节　疾病传变与转归

速记歌诀

疾病传变与转归，病位病性两方面，
病位传变探深浅，表里内外趋势全。
外感三阳与三阴，三焦传变亦要看，
卫气营血此为顺，肺陷心包为逆传。
内伤杂病经脏间，寒热虚实病性辨，
影响传变四要素，体性气候生活含。
疾病后期之转归，痊亡缠绵遗复犯。

要点解读

一、传变

1. 传变的概念

（1）传，指病变循着一定趋向转移。

（2）变，指病变在某种条件下发生变化传变。

（3）传变，指疾病在机体脏腑经络组织之间的转移和变化。

2. 传变的形式

（1）病位传变

①表里出入（表里传变、内外传变）

➢ 概念：代表病变部位的深浅，标志病理变化的趋势。

➢ 分类：表邪入里（由表入里）、里病出表（由里出表）。

②外感疾病的传变

➢ 六经传变：太阳→阳明→少阳→太阴→少阴→厥阴。

➢ 卫气营血传变

顺传：卫→气→营→血。

逆传：肺卫病邪，邪不外解，不传气分，由肺而内陷心包。

➢ 三焦传变

顺传：上焦手太阴肺经→中焦脾胃→下焦肝肾。

逆传：肺传心包。

③内伤杂病的传变

➢ 经络之间的传变

➢ 经络脏腑之间的传变

➢ 脏腑之间的传变

（2）病性转化

概念：病变性质决定着病证性质。

包括：寒、热、虚、实。

形式有以下几种。

①寒热转化（随阴阳消长盛衰变化）

➢ 由寒化热

➢ 由热转寒

②虚实转化

➢ 由实转虚

➢ 因虚致实

3. 影响疾病传变的因素

（1）体质

（2）病性

（3）地域气候

（4）生活状况

二、转归

1. 转归的概念

指疾病后期的变化状态与结局。

2. 转归的形式

（1）痊愈——疾病转归常见结局。

（2）死亡——机体阴阳离决的状态。

（3）缠绵——转为慢性病迁延的表现。

（4）后遗——遗留形态功能的异常。

（5）复发——痊愈的疾病再度发作。

第十章　养生与治未病

第一节　养生

一、养生的概念和基本原则

速记歌诀

中医养生有三好，防病强体延衰老，
顺应自然养形神，调养脾胃肾精保。

要点解读

1. 基本概念

养生，又名摄生、道生、保生，即保养生命。所谓生，即生命、生存、生长；所谓养，即保养、调养、护养。养生，即指根据生命发展规律，采取各种方法保养身体、增强体质、预防疾病、延缓衰老，以防病延衰为目的的一种健身益寿活动，是维护生命健康最积极有效的措施。中医养生学说，是根据中医理论，研究人类生命规律，探索衰老机制以及健身防病、延年益寿的理论和方法的学问，是中医学理论体系中不可分割的重要组成部分。

2. 基本原则

（1）顺应自然

人与自然息息相通，四时气候、昼夜晨昏、日月运行、地理环境等自然界的变化也直接或间接地影响人体。人类在长期进化过程中，五脏功能盛衰的生理变化顺应天地自然规律的变化，并形成了与之同步的节律性变化及自我调适的能力。顺应自然变化规律，人体的各种生理活动才能保持稳定有序，阴阳才能平衡协调，人体的健康才能维系。

（2）形神兼养

形神兼养，也称形神合一、形与神俱、形神相因，是中医学的生命观。中医学认为，人的形体与精神活动密不可分。形为神之基，神为形之主，形者神之质，神者形之用；无形则神无以生，无神则形无以统。

（3）调养脾胃

脾胃为后天之本，气血生化之源，气机升降之枢纽。脾胃功能的强盛是正常生命活动的重要保证。五脏六腑、四肢百骸无不依赖脾运化所生精微物质的充养。脾胃健运，精微物质源源不断地产生，输送到全身，滋养五脏六腑、四肢百骸。若脾胃运化功能失常，精微物质不能化生和输布，脏腑失养而不能发挥正常功能活动，则会导致疾病。

肾为先天之本，脾为后天之本，先天生后天，后天养先天，二者相互促进，相得益彰。调补脾肾是培补正气之大旨，也是全身形而防早衰的重要途径。

（4）保精护肾

精是构成人体和促进人体生长发育的基本物质，精、气、神是人生之“三宝”。《黄帝内经》强调肾中精气的盛衰决定着人体生命的寿夭。肾中精气充足，则精力充沛，身体强健，寿命延长；肾中精气衰少，则精神疲惫，体质虚弱而多病，寿命缩短。肾气虚衰，肾精亏乏是衰老的最根本原因。因此，保精护肾是增强体质、保持健康的重要环节。

二、养生的主要方法

速记歌诀

天人相应养精神，调神养生情绪妙，
日常生活慎起居，适度劳逸肾精保。
饮食调配补精气，活动筋骨脏腑调，
人与环境是整体，环境养生是个宝。
中药针灸疗效好，养生过程不可少。

要点解读

1. 精神养生

（1）调神养生法。

（2）调摄精神法。

2. 起居养生

（1）起居有常。

（2）劳逸有度。

（3）节欲保精。

3. 饮食养生

（1）合理膳食，全面营养。

（2）根据四时变化调节饮食。

4. 运动养生

习练太极拳、五禽戏、八段锦、易筋经、各种气功和武术。

5. 环境养生

（1）自然环境。

（2）居住环境。

（3）室内环境。

6. 针药养生

（1）针灸按摩养生。

（2）药物养生。

第二节　治未病

速记歌诀

中医讲求治未病，预防为主最重要，
未病先防重养生，提高正气病侵少。
欲病救萌有先兆，防微杜渐及时调，
既已发病早诊治，防止传变为紧要，
病后体虚重休养，愈后防复疾病消。

要点解读

一、基本概念

中医学的预防思想源远流长,《黄帝内经》称之为“治未病”,开中医“预防为主”思想的先河。《素问·四气调神大论篇》指出:“圣人不治已病治未病,不治已乱治未乱。夫病已成而后药之,乱已成而后治之,譬犹渴而穿井,斗而铸锥,不亦晚乎!”此后,历代医家对中医治未病理论从不同角度进行了研究和阐发,治未病的内涵及其应用范围进一步扩大。孙思邈提出:“上医医未病之病,中医医欲病之病,下医医已病之病。”将疾病分为“未病”“欲病”“已病”三类进行调理防治。这是中医学最早的三级预防思想。

“未病”在我国古代医学典籍中主要包括三层含义:一是“未病”为“无病”,即机体处于没有疾病的健康状态;二是“未病”为“病而未发”,即健康与疾病发生的中间状态;三是“未病”为“已病而未传”。治未病的“治”不是单纯治疗的意思,而包含管理、治理的内涵。治未病,即采取养生保健的措施,维护机体健康,防止疾病的发生和发展。

治未病是中医学基本治疗原则，是中医药学的核心理念之一，也是中医预防保健的重要理论基础和准则。

二、基本原则及方法

中医学“治未病”的内涵包括 4 个方面。

（1）未病先防，即针对未病状态，采用养生保健的方法，维护健康，防止疾病的发生。

（2）欲病救萌，即针对欲病的亚健康状态，采取养生保健方法，阻断“欲病”向“已病”发展。

（3）既病防变，即在病变初期积极治疗，慎防病盛、病变、病传、病逆，防止疾病进一步发展和恶化。

（4）病愈防复，即针对慢病易复的特点，在病愈以后积极养生保健及使用针药调养，防止病情复发。

1. 平素养生、未病先防

是治未病的重要原则。即指在疾病发生之前，采取综合养生措施以防止疾病的发生。这是中医“防重于治”的预防医学思想的突出体现。疾病的发生，关系到邪正两个方面：正气不足是疾病发生的内在原因；邪气是疾病发生的重要条件。邪正盛衰变化决定疾病发生、发展和变化的全过程。因此，未病先防必须从提高正气抗邪能力和防止病邪侵害两方面入手。

2. 防微杜渐、欲病救萌

即指疾病虽未发生，但已出现某些征兆，及时采取有效措施，治其征兆，防微杜渐，从而防止疾病的发生。即《黄帝内经》所云：“上工救其萌芽。”

亚健康，是处于健康与疾病中间的健康低质量状态。针对欲病的亚健康状态，应采取调摄精神、强身健体、饮食调养、针灸按摩、药物调理等养生保健措施，阻断“欲病”向“已病”发展，促进其向健康态转化。临床上像中风之类的病证，多数有先兆症状，如头眩、肢麻、手颤等，如能及时发现，采取适当的防治措施，就可以避免发病。

3. 已病早治、既病防变

即指在疾病发生的初期，力求做到早期诊断，早期治疗，防止疾病发展及传变的重要方法。包括早期诊治和防止传变两个方面。

（1）早期诊治

邪正斗争贯穿于疾病的始终。在疾病过程中，邪正消长盛衰的变化会出现由浅入深，由轻到重，由单纯到复杂的发展变化过程。《医学源流论·防微论》：“病之始生浅，则易治；久而深入，则难治。”一般疾病初期，病情轻浅，正气未衰，所以较易治疗；倘若不及时治疗，病邪就会由表入里，病情加重，正气受到严重耗损，以至病情危重。在疾病防治工作中，只有做到早期诊断，并及时进行有效治疗，才能防止疾病的传变。因此，“既病”之后，就要争取时间早诊治，这是防治疾病的重要原则。

（2）防止传变

传变，亦称传化，即指脏腑组织病变的转移变化。防止传变是指在掌握疾病的发生发展及其传变规律的基础上，积极地采取各种治疗措施，防止疾病的发展或恶化。

4. 病后调养、愈后防复

即指在疾病将愈或愈后防止其加重或复发。疾病初愈，患者体质仍较虚弱，此时如不注意适当的调护和休养，可能导致疾病复发，病情加重，缠绵难愈。故愈后防复决定着疾病能否得到完全缓解或康复，只有做好愈后防复，才能避免疾病的复发。疾病的复发，主要包括：复感新邪、食复、劳复、药复等方面。

此外，气候、精神、地域等因素也可能诱导复发。例如某些哮病或久病咳喘引起的“肺胀”，多在气候转变的季节或寒冬复发；许多皮肤疾患的复发或症状的加剧也与气候变化联系密切；眩晕、失眠、脏躁、癫狂及某些月经不调病证的复发与加重，则与情志的刺激有关。

第十一章　治则与治法

第一节　基本治则

速记歌诀

治疗疾病有准则，提纲挈领治法晓，
正邪标本正反治，阴阳气血脏腑调，
因时因地因人治，指导临床不混淆。

要点解读

（1）治则的概念

治则，即治疗疾病的基本准则，它是在整体观念和辨证论治精神指导下制订的，对临床立法、处方、用药有普遍指导意义。

（2）治则包括扶正祛邪、标本缓急、正治反治、调整阴阳、调理气血、调理脏腑、三因制宜。

一、治病求本

1. 标本缓急

速记歌诀

缓则治本急治标，保养生命最为要，
标本同治俱急重，益气解表增疗效。

要点解读

标与本即病变过程中矛盾的主次先后关系。

就邪正而言，正气为本，邪气为标；就病机与症状而言，病机为本，症状为标；就疾病先后而言，旧病、原发病为本，新病、继发病为标。

（1）急则治标

标证急重时先治标保存患者生命，为后续治疗创造条件，从而更好地治本。如二便不通、大出血、中腹胀满等急危重症。

（2）缓则治本

标证不急则着眼于疾病本质进行治疗，病本既除，标象亦解。如肺阴虚所致的咳嗽。

（3）标本兼治

标本并重或俱不急则标本兼治，益气解表。如津亏便秘、气虚感冒。

2. 正治、反治

速记歌诀

正逆反从本同源，紧抓本质把证别，
正治寒热与虚实，正向对抗很直接，
反治适用有假象，四种因用要总结。

要点解读

正治是逆其病证性质而采用的一种常用治则，当病证本质和现象一致时适用。

反治是顺从病证性质表现的假象而治的一种治则，适用于寒热、虚实真假错杂的病证。无论是正治还是反治都遵循“治病求本”的原则。

（1）正治

①寒者热之：寒性病证出现寒象，用温热方药治疗。如风寒感冒证，用辛温解表的方法治疗。

②热者寒之：热性病证出现热象，用寒凉方药治疗。如风热感冒证，用辛凉解表的方法治疗。

③实则泄之：实性病证出现实象，用攻逐邪实的方药治疗。

如饮食积滞证，用攻逐邪实的方药治疗。

④虚则补之：虚损性病证出现虚象，用具有补益作用的方药治疗。

（2）反治

①热因热用：用热性药物治疗具有假热征象的真寒假热证。

如格阳证表现出不恶寒、面赤如妆等假热征象，采用温里药以治其本。

②寒因寒用：用寒性药物来治疗具有假寒征象的真热假寒证。

如热厥证虽有四肢厥冷、脉微欲绝，仍用寒凉药以清其里。

③通因通用：用通利的药物来治疗具有通泄症状的真实假虚证。

如瘀血性崩漏、热结旁流、食积性腹泻等。

④塞因塞用：用补益药物治疗具有闭塞不通症状的真虚假实证。

如血虚经闭、气虚便秘、脾气虚腹胀等。

二、扶正祛邪

速记歌诀

邪盛祛邪虚扶正，先后兼用主次明，
虚实夹杂兼用妙，正邪虚实先后应，
若要并施须留意，伤正留邪不可行。

要点解读

“邪气盛则实，精气夺则虚”，故扶正多用补虚，祛邪多用泄实，是为补虚泄实。

扶正与祛邪兼用或先后使用时应遵循“扶正不留邪，祛邪不伤正”的原则。

1. 扶正与祛邪单独使用

扶助正气，适用于虚证或真虚假实证。“虚则补之。”

祛除病邪，适用于实证或真实假虚证。“实则泻之。”

2. 扶正与祛邪兼用

适用于虚实夹杂证，但需分清主次。

3. 扶正与祛邪先后使用

（1）先扶正后祛邪，适用于正气严重虚损不耐攻伐的病证。

如正气大伤的虫积证，应先扶正固本，继以泻下驱虫。

（2）先祛邪后扶正，适用于邪盛为主或正气尚能耐攻的病证。

如实热伤津的病证，应先清泄实热，后养阴生津。

三、调整阴阳

速记歌诀

阴阳偏盛损有余，阴阳偏衰补不足，
阴阳两虚要并补，要辨两者谁为主，
阴阳亡脱是重证，固脱为要法峻补。

要点解读

调整阴阳是指根据阴阳失衡这一基本病机采取的治则。

1. 损其有余

（1）阴阳偏盛

“阳盛则热”的实热证则“热者寒之”，“阴盛则寒”的实寒证则“寒者热之”。

（2）阴阳互损

“阳盛则阴病，阴盛则阳病”，故在调整阴阳偏胜时应兼顾相对一方的偏衰。

（3）阴阳格拒

抓住寒热真假病证的本质，采用“热因热用”或“寒因寒用”的方法祛除阴或阳偏胜。

2. 补其不足

（1）阴阳互制之调补阴阳

“阴虚则热”的虚热证，治宜滋阴以抑阳，即“壮水之主，以制阳光”或“阳病治阴”。

“阳虚则寒”的虚寒证，治宜扶阳以抑阴，即“益火之源，以消阴翳”或“阴病治阳”。

（2）阴阳互济之调补阴阳

治虚寒证则阴中求阳，使“阳得阴助而生化无穷”。

治虚热证则阳中求阴，使“阴得阳生而泉源不竭”。

（3）阴阳并补

阴阳互损导致阴阳两虚者，滋阴与补阳并用，但要分清阴虚和阳虚的主次。

（4）回阳救阴

亡阳者回阳固脱，亡阴者回阴固脱，二者均兼以峻剂补气。

四、调理脏腑

速记歌诀

脏腑表里间接治，五行生克优势显，
头面疾病如何治？五官更与五脏连。

要点解读

调理脏腑是指在治疗脏腑病变时，兼顾脏腑阴阳气血的失调和各脏腑关系。

1. 间接补泄

包括补母泄子、脏病治腑、腑病治脏、脏腑同治、虚则补脏、实则泄腑等方法。

2. 从五脏治五官

如肝开窍于目，眼病实证可清肝，虚证可补肝养血。

五、调理气血津液

速记歌诀

气血津液要想好，生成运行关系调，
要调精气血津液，泄余补缺衡为要。

要点解读

指根据精气血津液的不足、功能失常或相互关系失调等采取“余则泄之，不足补之”的原则治疗。

①调精：填精、固精、疏利精气。

②调气：气虚则补、气滞则疏、气陷则升、气逆则降、气脱则固、气闭则开。

③调血：血虚则补、血瘀则行、血脱则固、血寒则凉、血热则凉、出血则止，同时兼以补气——气能生血、行血、摄血。

④调津液：滋养津液、祛除水湿痰饮。

六、三因制宜

速记歌诀

三因制宜记心里，天时地域人相宜，
为何同病不同治？因时因地因人异。

要点解读

指治疗疾病要根据季节、地区及人的体质、性别、年龄的不同制订相宜的治法。

1. 因时制宜

根据不同时间节律变化和不同季节气候特点选方的原则。

如一年四季“用寒远寒，用凉远凉，用温远温，用热远热”。

2. 因地制宜

根据地域特点考虑治疗用药的原则。

如同为风寒感冒，北方人较南方人腠理致密，用药多重用辛温解表药，常用麻黄、桂枝；南方则多用防风、荆芥。

3. 因人制宜

根据人的年龄、性别、体质的不同制订适宜的治则。

（1）年龄

老人阴阳气血俱亏，虽有实证，慎用攻泻，更忌误用。

小儿脏气娇嫩，易虚易实，慎泻慎补，重在调理，药量宜轻。

（2）性别

女子有经、带、胎、产的特点，易虚易瘀，慎用峻下、破血药物。

（3）体质

阳盛阴虚质：慎用温热药。

阳虚阴盛质：慎用寒凉药。

第二节　基本治法

速记歌诀

治法依据治则定，祛邪汗吐下消清，
温和补虚正气存，具体八法把病清。

要点解读

1. 治法的基本概念

（1）治法即治疗疾病所采用的具体措施和方法，是在一定的治则指导下产生的。

治法包括汗、吐、下、和、温、清、补、消八法。具体治法有辛温解表、辛凉解表、峻下逐水、清热解毒等，还有内服、外用、针灸、推拿等。

（2）与治则的区别与联系

治病应首先确定治则，然后选用治法；治则着眼于整体，是指导治法的总则，任何治法都从属于一定的治则。

2. 基本治法

（1）汗法

即解表法，是运用具有发汗解表作用的方药，开泄腠理，调和气血及营卫，宣发卫气，使邪随汗解，消除表证的一种治疗大法。临床常用于解表、透邪、祛湿和消肿。

①解表：就是通过发散、发汗，以祛除表邪。适用于外感风寒、风热初起之证。

②透邪：是指通过发散，将某种邪气透达于外。

③祛湿：通过发汗，以祛风除湿。

④消肿：指通过发散，逐水消肿。即宣肺利水以消肿。

（2）吐法

即催吐法，是用有涌吐作用的方药，引导痰涎、宿食和毒物等有形实邪从口中吐出的一种治疗方法。临床有峻吐、缓吐与外探吐之别。

①峻吐：用于体壮邪实，痰食留在胸膈、咽喉之间的病证。

②缓吐：适用于虚证催吐。邪实正虚，病在上焦，痰涎壅塞非吐难以祛除，则用缓和的吐法，兼顾邪正以吐之。

③外探吐：以鹅翎或指探喉以催吐，或助吐势。用于开提肺气而通癃闭，或助催吐方药迅速达到致吐目的。

（3）下法

即泻下法，是指通过泻下、荡涤、攻逐等法，使停留于胃肠的宿食、燥屎、冷积、瘀血、结痰、停水等从大便排出的一类治法。临床有寒下、温下、润下及逐水之不同。

①寒下：适用于里实热证之大便不通、热结旁流以及肠垢结滞之痢疾等病证。

②温下：适用于寒痰结滞、胃肠冷积、寒实结胸及大便不通之病证。

③润下：适用于肠道津液不足、阴亏血少的大便不通之病证，一般是由热盛伤津，或病后津亏，或年老津涸，或产后血虚所致。

（4）和法

亦称和解法，是通过和解或调和等作用，使居于半表半里之邪，或脏腑、阴阳、表里失和诸证得以解除，又可调整机体、扶助正气的一种治疗大法。通过和法，可以消除半表半里之邪，调和脏腑、阴阳、表里。

①和解表里：适用于邪气在半表半里之间的少阳证。

②调和肝脾：适用于肝脾不调之证。

③调和胆胃：适用于胆胃不和之证。

④调和胃肠：多用于胃肠不和之证。

（5）温法

即温阳法，是指运用温热的方药，祛除寒邪和补益阳气的一种治疗大法。临床应用时，根据寒邪所犯部位及正气强弱的不同，可分为温中散寒、温经散寒、温暖肝肾回阳救逆等法。

①温里散寒：适用于里寒证。

②温经散寒：适用于寒滞经脉之寒痹证。

③回阳救逆：适用于阳气虚脱，阴寒内盛之证。

（6）清法

指通过清热、泻火、解毒、凉血等法，使里热之邪得以消散的一类治法。适用于里热证、实火证、热毒证及虚热证等里热病证等。临床有清营凉血、清热解毒、清热生津、清热养阴、清热解暑和清泻脏腑等治法。

①清营凉血：适用于热入营血证。

②清热解毒：适用于热毒炽盛诸证。

③清热养阴：适用于温病后期，伤津阴虚之证。

④清热解暑：适用于暑热证。

⑤清泻脏腑：适用于脏腑诸火，均宜清热泻火。

（7）消法

有消导、消散、消磨、消除之义。是运用消食导滞、行气活血、化痰祛湿利水、驱虫等方药，使积滞的实邪逐步消导或消散的一种治疗大法。其临床应用主要分消食导滞、消坚化积、消痰化饮、消水散肿等。

①消食导滞：即消食法，指用消食化滞的方药以消导积滞。适用于食积停滞之病证。

②消坚化积：适用于痰湿积滞，气血相结，形成痞块、积聚癥瘕、瘰疬痰核等病证。

③消痰化饮：适用于痰饮蓄积的病证。

④消水散肿：适用于气不化水，水气外溢的病证。

（8）补法

即补益法，是运用具有补养作用的方药，以主治各种虚弱证候的一种治疗大法。临床主要有补气、补血、气血双补、补阴、补阳、阴阳并补及补脏等。还可以根据不同的病情，选用平补、峻补、温补、清补等治法。

①平补法：指选择药物气味甘淡、其性平和、不热不燥、补而不滞、滋而不腻作用平和轻缓之品治疗虚证的方法。

②峻补法：主要针对极度虚衰、病情垂危的患者进行救治的方法。其效强而速，具急救之功。

③温补法：主要针对阳气虚衰不能制阴而致阳虚阴盛的虚寒证（即阴病），即阳虚之人以及冬季的进补，治疗上当温补阳气（即治阳），以制阴寒的一种治法。

④清补法：清补法主要适用于阴虚体质、病后邪热未清以及夏季、秋季的进补。